HATHA-YOGA

Recevez gracieusement notre catalogue

Suisse : Éditions Chemins de vie
Chemin des Chalets 7,
1279 Chavannes-de-Bogis.

France : Ambre sàrl,
240 rue du Mont-Blanc,
69670 Vaugneray.

ou téléchargez-le depuis notre site :
www.editions-ambre.fr ou **.ch**

Couverture : Santiago Bordils/Slumberland
Illustration de couverture : Fotolia-©Khabarushka
ISBN : 978-2-940594-33-7

SELVARAJAN YESUDIAN

HATHA-YOGA

Exercices pratiques

Suite de *La santé par le Hatha-Yoga*

Traduit par Francine Yesudian-Aegerter

AMBRE
ÉDITIONS

OUVRAGES DES AUTEURS
CHEZ LE MÊME ÉDITEUR :

Elisabeth Haich :
- *Initiation*
- *Maîtrise de la force sexuelle par le Yoga*
- *Harmonies quotidiennes*
- *La sagesse du tarot*

Selvarajan Yesudian :
- *Aspects de la sagesse du Yoga*
- *Lève-toi et sois libre*
- *Hatha Yoga*

Elisabeth Haich et Selvarajan Yesudian :
- *La santé par le Hatha Yoga (*ex. *Sport & Yoga)*
- *La sagesse des yogis et rishis indiens (*ex. *Destinée guérison et Yoga)*
- *Raja Yoga*

PRÉFACE

Dans le premier ouvrage que nous écrivions en commun *La santé par le Hatha-Yoga*, Selvarajan Yesudian avait réuni les exercices classiques de Hatha-Yoga qu'en Occident chacun, jeune ou vieux, sain ou malade, pouvait pratiquer avec succès et sans danger aucun. Or, nombreux sont ceux qui suivent cet enseignement depuis longtemps déjà. Il devint donc nécessaire de faire connaître d'autres exercices propres à mieux animer le corps et à le rendre plus conscient. C'est avec beaucoup de soin et d'amour que Selvarajan Yesudian a choisi de nouveaux exercices pour ses élèves afin de leur assurer plus de succès en les guidant vers de meilleurs résultats. Ces exercices variés sont agrémentés de charmants dessins et poèmes de l'auteur, leur donnant encore plus de vie. Cet ouvrage reflète la nature délicate, aimante et si authentiquement orientale de Selvarajan Yesudian et en montre une meilleure image que n'importe quelle photographie qui elle, ne pourrait révéler que son visage, ses traits physiques. Ce livre, en revanche, traduit son âme aimante et bienveillante. Tous ceux qui l'auront en mains ressentiront la même joie intérieure que j'ai eue en observant avec quel zèle et quel bonheur Selvarajan Yesudian prépara ce livre d'exercices à l'intention de sa chère école de Yoga.

Avec affection, je remets cet ouvrage entre vos mains.

Zurich, mars 1969, Elisabeth Haich

AVANT-PROPOS

Depuis la parution en plusieurs langues de notre livre *La santé par le Hatha-Yoga,* l'intérêt pour le Yoga s'est accrû de telle manière que nous avons dû envisager la préparation d'un nouvel ouvrage réunissant d'autres exercices. C'est ainsi que celui-ci devint la suite de *La santé par le Hatha-Yoga*. Les exercices respiratoires et les âsanas (postures) se sont révélés très précieux pour leurs effets prophylactiques et thérapeutiques. Aujourd'hui, beaucoup de médecins et de psychiâtres les recommandent à leurs patients en complément de leur propre traitement.

Ce livre est plus pratique que théorique — il doit aider à posséder une santé rayonnante : le reflet, la maîtrise et la réalisation d'une façon saine de penser, conditions indispensables au bonheur.

Afin que le lecteur sache ce qu'est le Yoga, certains chapitres de *La santé par le Hatha-Yoga* doivent lui être familiers : « Qu'est-ce que le Hatha-Yoga ?», « Le pouvoir constructeur de la conscience», « La respiration complète », « Toute maladie a des causes mentales », etc.

La pureté physique et mentale est de prime importance à celui qui pratique le Yoga. C'est pourquoi à chaque page d'exercices correspond une page de pensées élevées des grands maîtres. Qu'elles soient lues consciemment ou non, celles-ci agissent sur l'inconscient, y prennent racine et deviennent une part de nous-mêmes. Elles nous obligent à penser et à agir sagement et, sans que nous nous en apercevions, elles purifient notre âme.

Les petits dessins m'ont donné beaucoup de joie. Il me fut ainsi possible de m'exprimer de manière beaucoup plus subtile que je n'aurais pu le faire avec des mots. Les pensées peuvent s'exprimer par des mots, mais les états d'âme se traduisent souvent mieux par une petite esquisse que par une description.

Je prie le lecteur d'accepter ce modeste ouvrage avec la même affection que j'ai mis pour le préparer pour tous mes amis dans le Yoga.

Selvarajan Yesudian

Quelques pensées directrices

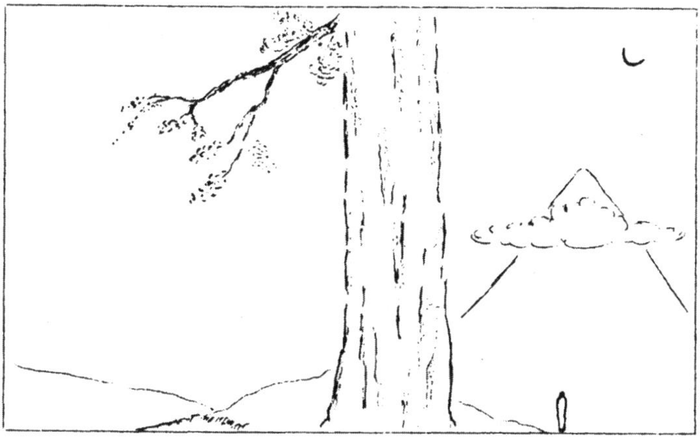

Qui est le grand maître des hommes ? L'être humain lui-même. N'est-il pas celui qui, aux carrefours de la vie, révèle les signes énigmatiques afin de progresser de naissance en naissance ? Ses sens ne suffisent-ils pas au langage terrestre et n'est-il pas pourvu de tout ce qui lui est nécessaire pour le long voyage de la vie ? Quels sont les secrets de son cerveau ? Et son cœur, n'est-il pas si profondément enfoui que personne ne peut apercevoir les trésors qui y sont enfermés ? Pareil à la graine qui donne naissance à l'arbre puissant, l'être humain arrivé au but manifeste la divinité cachée en lui. Pendant son séjour terrestre, il habille sa nudité, nourrit son corps. Son chemin spirituel est quelque peu éclairé par l'enseignement des écritures saintes. Mais finalement, c'est lui seul qui avance, qui parle le langage éternel et retourne à Dieu lorsque le jeu terrestre s'achève.

S. Y.

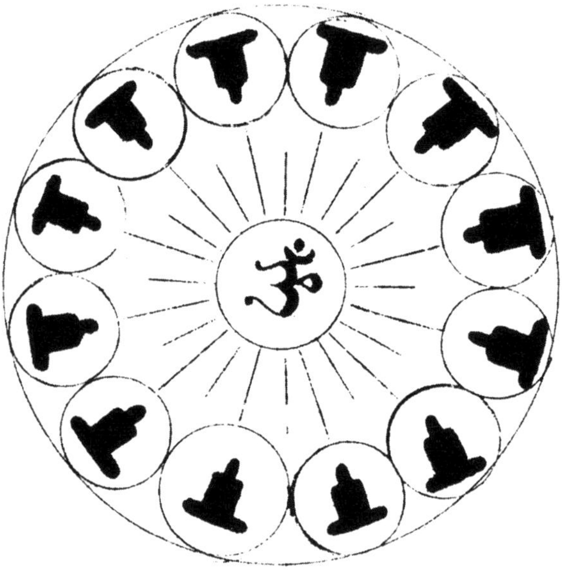

C'est en vainquant ses sens qu'un homme devient parfait. Qu'y a-t-il d'impossible à celui qui a vaincu ses passions?

Ramakrishna

A celui qui est bon, le bien est facile et le mal difficile à faire. A celui qui est mauvais, le mal est facile et le bien difficile à faire.

Bouddha

Pareil au rocher que le vent le plus fort ne peut mouvoir, le sage reste insensible à la calomnie et aux louanges.

Bouddha

Plus nous volons haut et plus nous paraissons petits à ceux qui restent sur terre.

Nietzsche

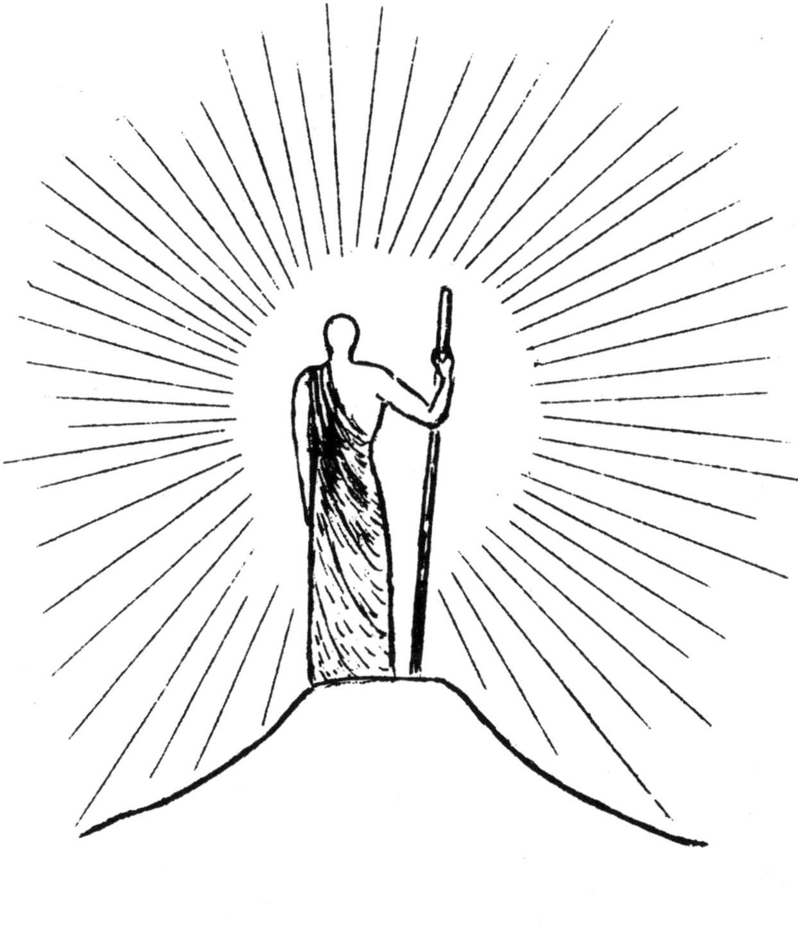

Plus les circonstances te sont adverses et plus puissante se révèle ta force intérieure. Vivekananda

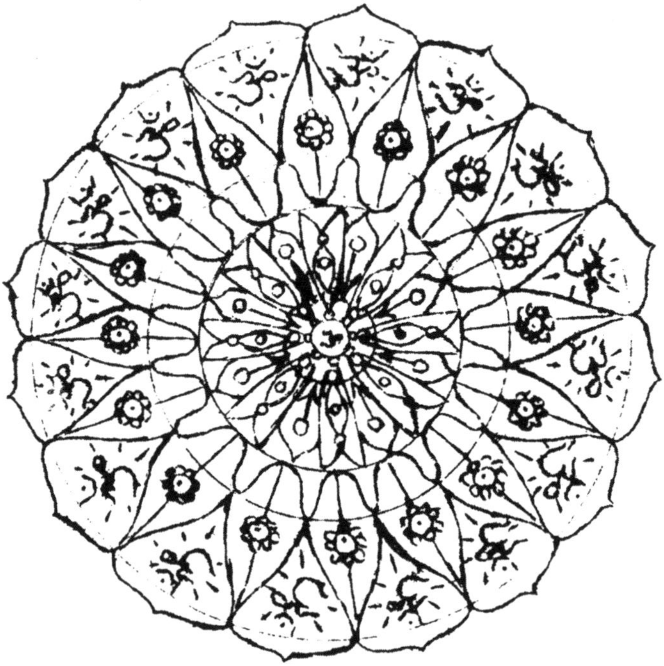

Montre le chemin qui sort de l'obscurité et les hommes te suivront docilement.

*

La confiance en soi est la pierre fondamentale de la vie. Dès que tu perds cette confiance, la vie n'est plus que ruines.

*

Il ne sert à rien de se plaindre. Elève-toi et reviens vers ton esprit, au foyer de la paix dans ton cœur. Un esprit calme peut arriver à bout de tout. S. Y.

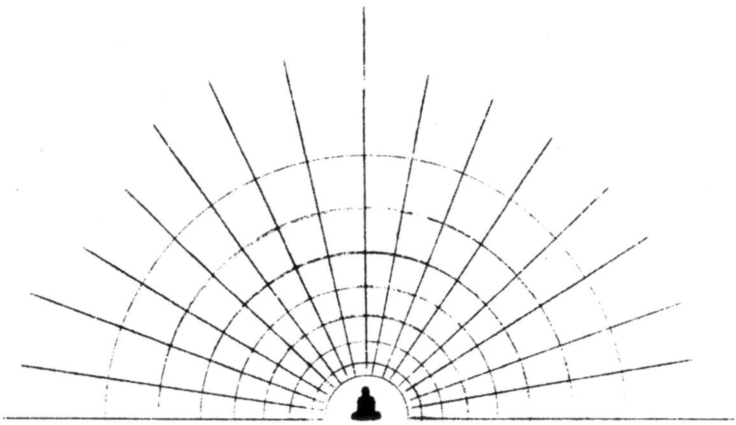

L'éternité t'appelle!
Lève-toi! Eveille-toi!
La vie n'est qu'un rêve
A peine commencé
Bientôt terminé.
Lève-toi! Eveille-toi!
Et ne te rendors plus!
S. Y.

La conscience est un état du Soi. Une conscience de plus en plus développée permet à toutes nos qualités latentes de s'éveiller, ces mêmes qualités qu'ont si bien manifestées Bouddha, Jésus de Nazareth, Ramakrishna, Vivekananda et autres géants spirituels.
La patience est la clé du Yoga — patience doublée de zèle et d'endurance. Bien des prophètes ont réussi à manifester leur nature divine; chaque homme peut également en faire autant.
Le Hatha-Yoga n'est pas une science du corps. Le Hatha-Yoga utilise le corps comme point de départ seulement. Nous développons une énergie physique, automatiquement transformée en sentiments, en raisonnement puis finalement en force spirituelle. Nous dépassons le corps et élevons notre conscience au niveau de l'entendement. Puis, nous la déployons enfin dans sa forme libérée et illimitée: la conscience spirituelle. L'épanouissement de notre conscience nous procure une joie qui se traduit par des états d'esprit heureux.

S. Y.

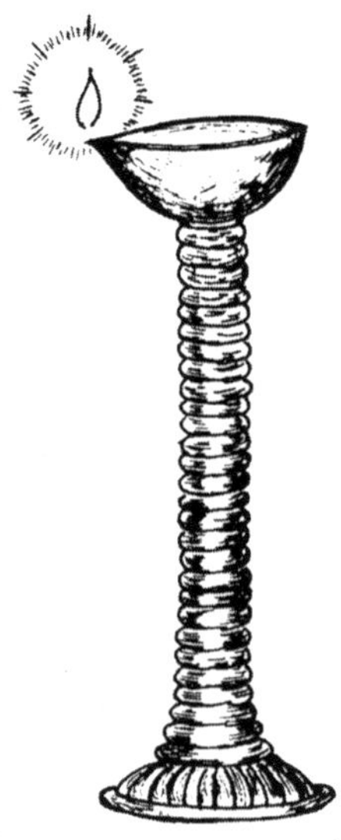

LES EXERCICES DE YOGA TOUT AU LONG DE L'ANNÉE

Dans la nomenclature suivante, les exercices précédés d'un astérisque sont décrits, expliqués et partiellement illustrés dans l'ouvrage *La santé par le Hatha-Yoga.* dont les références sont notées ci-dessous (qui renvoient à l'ouvrage cité).

TABLE DES EXERCICES

Prânâyâma — exercices respiratoires

Asanas — postures du corps

1.* Respiration yoguique complète (calme) 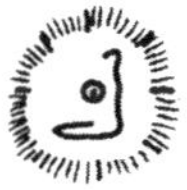 7 x

2. Murcha (rétention de 7 — 30 sec., menton contre la poitrine) Force de volonté 3 x

3. Frapper le thorax. (Pendant l'inspiration, frapper rapidement le thorax du bout des doigts. Retenir le souffle et frapper rapidement le thorax avec les paumes) 3 x

4. Développement de la force solaire 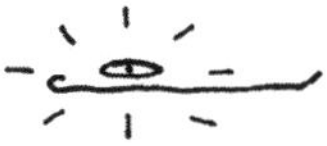 3 M

5. Exercice pour les muscles du ventre et des jambes 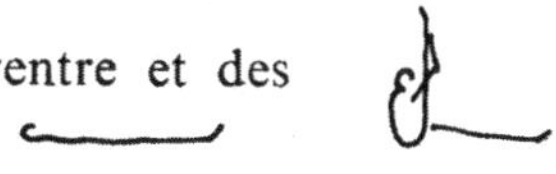 3 x

6. Bhujjangendrâsana (force nerveuse) 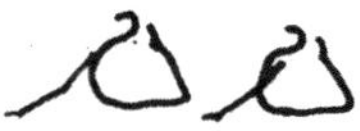 3 x

7.* Matsyâsana (calme) 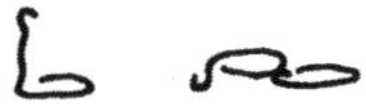 3 x

8.* Exercices pour les reins (sacrum) 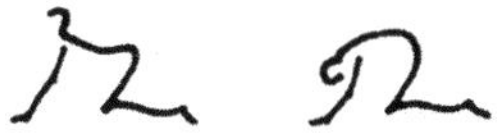 3 x

9.* Hasta-padangustâsana (stabilité) 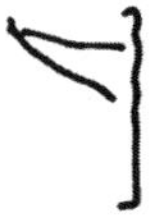 3 x

10. Lauliki-Yoga (inspirer, bomber la paroi abdominale, expirer, masser fortement le ventre de gauche à droite avec les paumes) 3 x 7 x

11. Ardha-halâsana (élasticité) 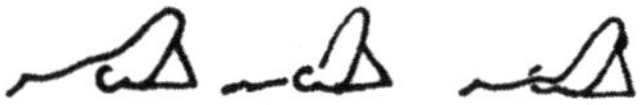 3 x

12.* Shîrshâsana 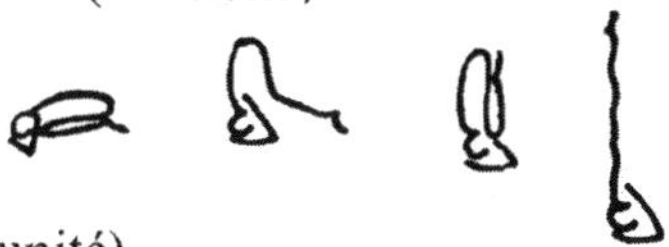 3 x

13.* Méditation (unité) 5 M

14.* Shavâsana (calme)  5 M

OM

1.* Respiration yoguique complète (calme) 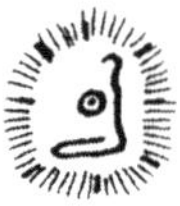 7 x

2. Murcha (rétention 5 - 30 sec. menton contre la poitrine) Force de volonté 3 x

3. Respiration accélérée alternée droite et gauche (pureté) 3 x

4. Shitkari (inspirer entre le bout de la langue repliée et le palais) 10 x

5. Yoga-mudra — poings contre le ventre (santé) 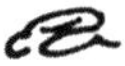 3 x

6.* Ardha-matsyendrâsana (force nerveuse) 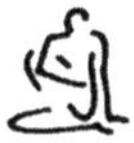 3 x

7. Janusirâsana I (force de résistance) 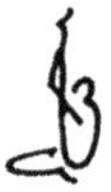 3 x

8. Janusirâsana II (force de résistance) 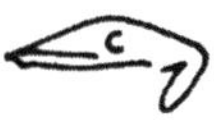 3 x

9. Bhegâsana (élasticité) 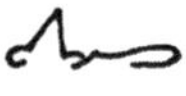 3 x

10. Gokarnâsana (forme et beauté) 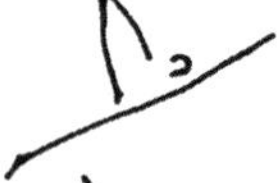 3 x

11. Natarajâsana (forme et beauté) 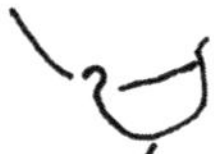 3 x

12.* Viparîta-karanî avec exercices pour les yeux 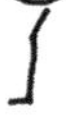 3 x

13.* Méditation 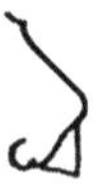 5 M

14.* Shavâsana (calme) 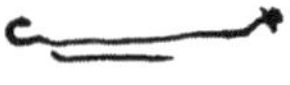 5 M

OM

1.* Respiration yoguique complète (calme) 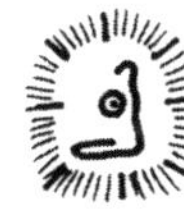 7 x

2. Murcha (rétention 7 - 30 sec., menton contre la poitrine) Force de volonté 3 x

3. Bhastrikâ (respiration complète accélérée) Pureté 10 x

4. Shitali (inspirer par le tuyau de la langue) Purifie le sang 14 x

5. Pavanamuktâsana (embrasser fortement les genoux) Santé 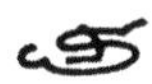 3 x 7 x

6. Bhujjangendrâsana (force nerveuse) 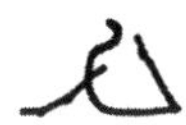 3 x

7. Janusirâsana horizontal (force de résistance) 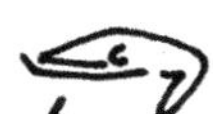 3 x

8. Janusirâsana vertical (force de résistance) 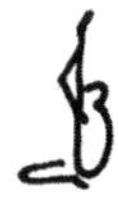 3 x

9. Dolâsana (forme et beauté) 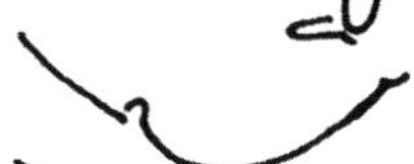 3 x

10. Natashira vajrâsana (force) 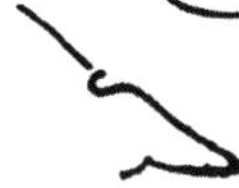 3 x

11. Vajroli-mudra (force)  3 x

12. Ardha-sarvangâsana (calme) 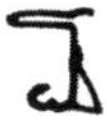 3 x

13.* Méditation (unité) 5 M

14.* Shavâsana (calme)  5 M

OM

1.* Respiration yoguique complète (calme) 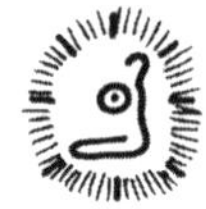 7 x

2. Murcha (rétention 7 - 30 sec., menton contre la poitrine) Force de volonté 3 x

3. Prânâyâma pour nettoyer les poumons (en inspirant, frapper le thorax du bout des doigts. Retenir le souffle et frapper rapidement le thorax avec les paumes) 3 x

4.* Le souffle qui nettoie 3 x

5. Ustrâsana (élasticité) 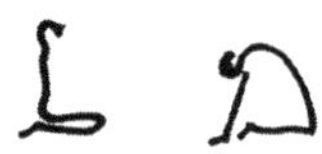 3 x

6.* Paschimottanâsana (santé) 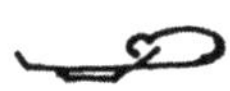 3 x

7. Ardha-matsyendrâsana II (confiance en soi) 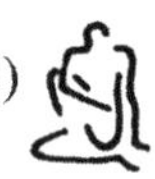 3 x

8. Trikonâsana (je suis droit dans mon corps et dans mon âme) 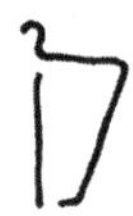 3 x

9. Trikonâsana (force nerveuse) 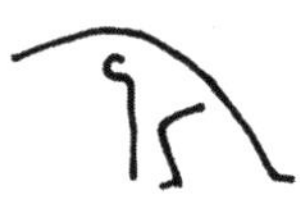 3 x

10. Jambes très écartées. Poser les paumes, les avant-bras et la tête sur le sol. Respirer calmement. Garder la position 7 à 10 secondes et se relever. 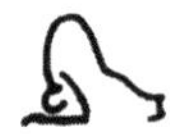 3 x

11. Vrksâsana (équilibre) 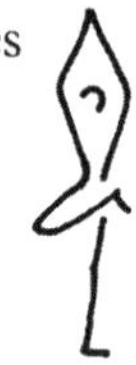 3 x

12.* Halâsana (calme) 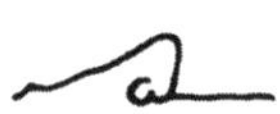 3 x

13.* Méditation (unité) 5 M

14.* Shavâsana (calme) 5 M

OM

1.* Respiration abdominale, médiane et supérieure, respiration yoguique complète 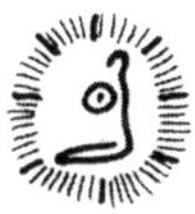 7 x

2. Murcha (rétention 7 - 14 sec., menton contre la poitrine) Force de volonté 3 x

3. Le souffle qui nettoie (assis) 3 x

4. Souffle « S » assis (pureté) 3 x

5.* Vakrâsana (force nerveuse) 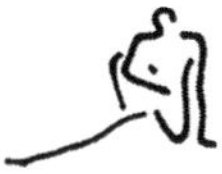 3 x

6. Yoga-mudra (poings contre le ventre) Santé 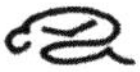 3 x

7.* Bhujjangâsana (force nerveuse) 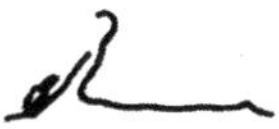 3 x

8.* Ardha-salabhâsana (reins) pureté 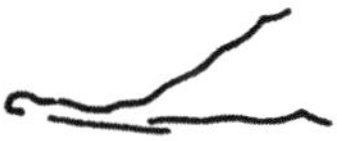 3 x

9. Trikonâsana (force nerveuse) 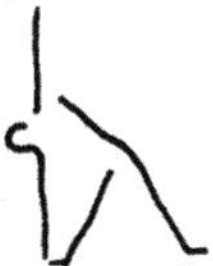 3 x

10.* Uddiyâna-bandha (rétracter fortement le ventre) Force de résistance 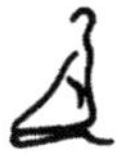 3 x

11 * Uddiyâna-bandha debout (force de résistance) 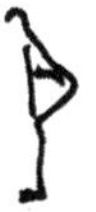 3 x

12.* Viparîta-karanî (calme) 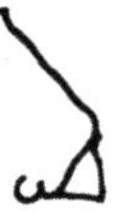 3 x

13.* Méditation (unité) 5 M

14.* Shavâsana (calme)  5 M

OM

1.* Respiration yoguique complète (calme) 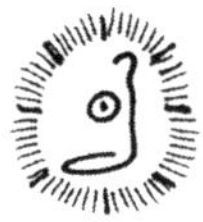 7 x

2. Murcha (rétention 7 - 30 sec., menton contre la poitrine) Force de volonté 3 x

3.* Souffle HA couché, lentement (pureté) 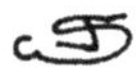 3 x

4.* Souffle HA debout, lentement (pureté) 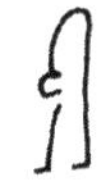 3 x

5.* Bhujjangâsana (reins) Pureté 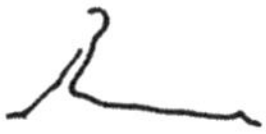 3 x

6. Bhujjangendrâsana (colonne vertébrale) 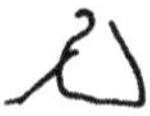 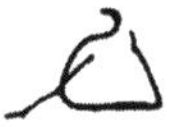 3 x

7. Maha-mudra (force de résistance)  3 x

8.* Vakrâsana (force nerveuse) 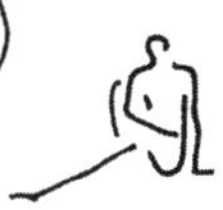 3 x

9. Tadaghi-mudra (rétracter fortement le ventre) Force de résistance  3 x

10. Dolâsana (colonne vertébrale) Elasticité 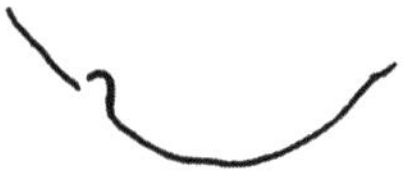 3 x

11. Ardha-chandrâsana (élasticité) 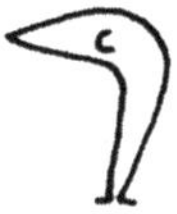 3 x

12.* Sarvangâsana (thyroïde) Calme 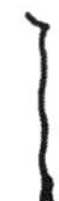 3 x

13.* Méditation (unité) 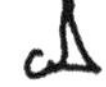 5 M

14.* Shavâsana (calme)  5 M

OM

1.* Respiration abdominale, médiane et supérieure, respiration yoguique complète 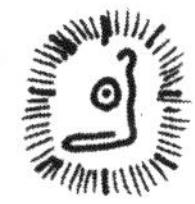 7 x chacune

2. Murcha (rétention 7 - 14 sec., menton contre la poitrine) Force de volonté — 3 x

3.* Souffle HA brusque, couché (pureté) 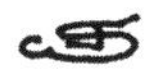 3 x

4. Bhastrikâ (respiration accélérée alternée droite et gauche) — 7 x chacune

5. Yoga-mudra (santé) 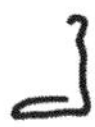  3 x

6.* Padahastâsana (force de résistance) 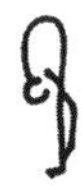 3 x

7.* Bhujjangâsana (force nerveuse) 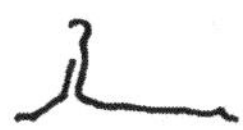 3 x

8.* Vakrâsana (force nerveuse) 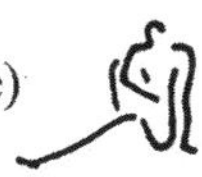 3 x

9. Janusirâsana (force de résistance) 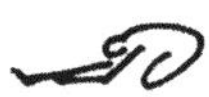 2 x

10. Ekapadahastâsana I (forme et beauté) 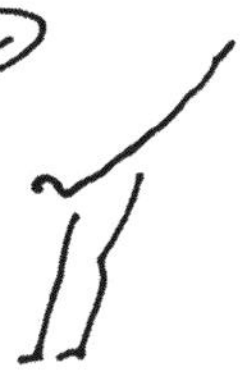 2 x

11. Ekapadahastâsana II (forme et beauté) — 2 x

12.* Viparîta-karanî (calme) 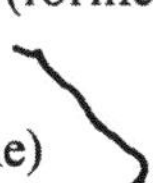 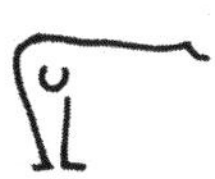 3 x

13.* Méditation (unité) — 5 M

14.* Shavâsana (calme)  5 M

OM

1.* Respiration yoguique complète (développement du prânâ dans le corps) 7 x

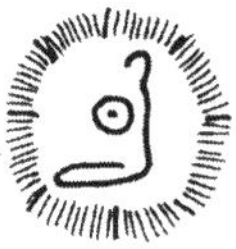

2. Inspirer profondément, expirer complètement. contracter les muscles du thorax et du ventre, rétention du souffle 7 sec. Inspirer profondément 3 x

3.* Sukh-pûrvak: inspirer pendant 4 sec., retenir le souffle pendant 16 sec., et expirer pendant 8 sec. Equilibre et harmonie 3 x

4. Bhastrikâ (respiration accélérée alternée) Pureté 3 x

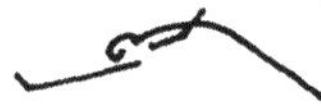

5. Parshva bhunamanâsana (force de résistance) 3 x

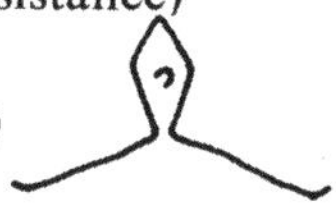

6. Vakrâsana - variante (force nerveuse) 3 x

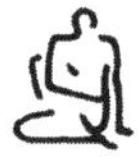

7.* Ardha-matsyendrâsana (force nerveuse) 3 x

8. Le corbeau (équilibre) 3 x

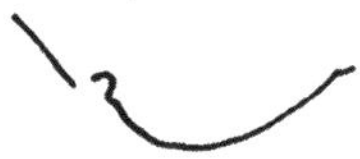

9. Dolâsana (forme et beauté) 3 x

10.* Ardha-bhujjangâsana I et II (force nerveuse) 2 x chacun

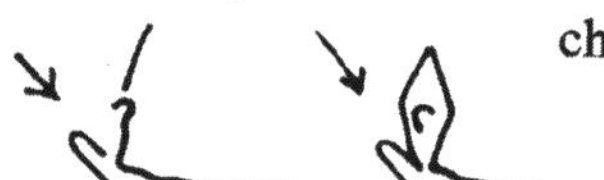

11.* Salabhâsana (calme) 3 x

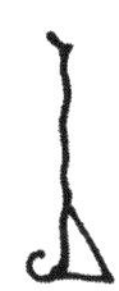

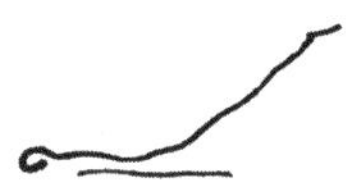

12.* Sarvangâsana (calme) 3 x

13.* Méditation (unité) 5 M

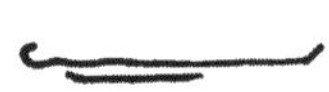

14.* Shavâsana (calme) 5 M

OM

1.* Respiration yoguique complète (calme) 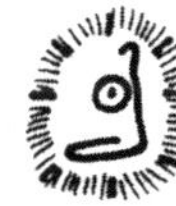 7 x

2. Murcha (rétention 7 - 30 sec., menton contre la poitrine) Force de volonté 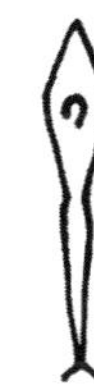 3 x

3.* Prânâyâma N° I (force de résistance) 3 x

4. Frapper le thorax. Inspirer lentement en frappant rapidement le thorax du bout des doigts. Retenir le souffle et frapper rapidement le thorax avec les paumes. Nettoie les poumons 3 x

5.* Vakrâsana (force nerveuse) 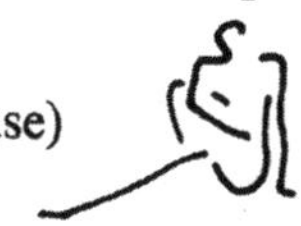 2 x

6. Vakrâsana - variante (force nerveuse) 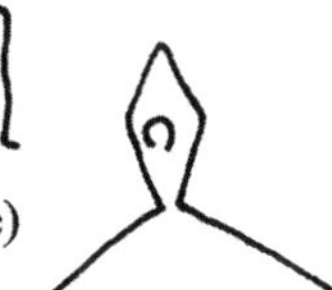 2 x

7.* Ardha-bhujjangâsana (forme et beauté) 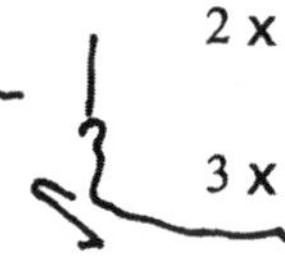 3 x

8. Parshva-bhunamanâsana (élasticité) 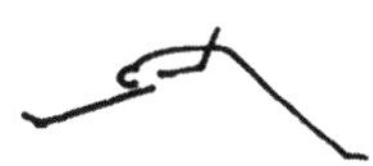 3 x

9.* Uddiyâna-bandha debout (maîtrise de soi) 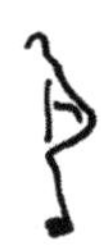 3 x

10. Natapadâsana (force) 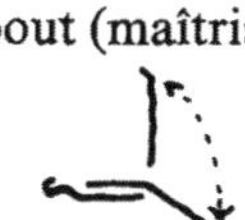 3 x

11. Exercices pour les pieds 3 M

12.* Shîrshâsana ou viparîta-karanî 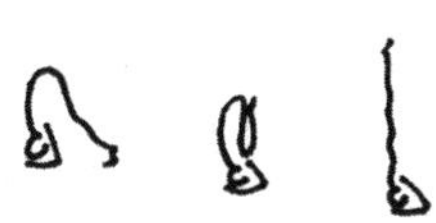 3 x

13.* Méditation (unité) 5 M

14.* Shavâsana (calme)  5 M

OM

1.* Respiration yoguique complète (calme) 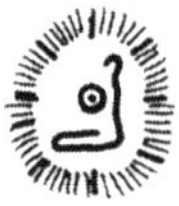 7 x

2. Murcha (rétention 7 - 30 sec., menton contre la poitrine) Force de volonté 3 x

3.* Ujjâyi - souffle S (pureté) 3 x

4. I. A. O. OM 3 x

5. Stambhâsana (force de résistance) 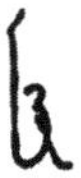 3 x

6. Bhujjangendrâsana (colonne vertébrale) Force 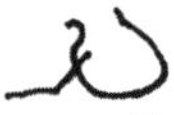 3 x

7.* Ardha-salabhâsana (reins) Pureté 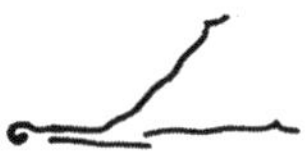 2 x

8.* Salabhâsana (reins) Pureté 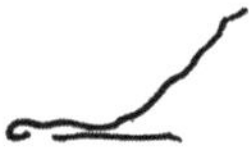 2 x

9. Yoga-mudra (bras levés haut en arrière) 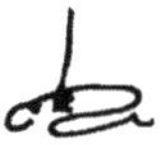 3 x

10.* Padahastâsana (santé) 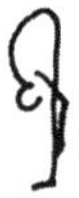 3 x

11.* Uddiyâna-bandha debout (maîtrise de soi) 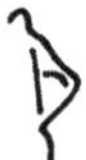 3 x

12.* Shîrshâsana ou halâsana 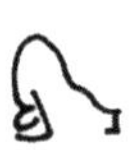 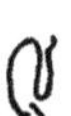 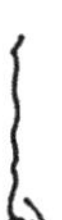 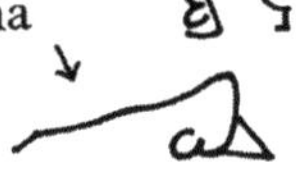 3 x

13.* Méditation (unité) 5 M

14.* Shavâsana (calme) 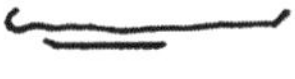 5 M

OM

1.* Respiration yoguique complète (calme) 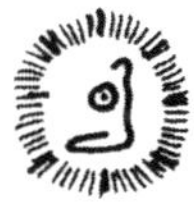 7 x

2. Murcha (rétention 7 - 30 sec., menton contre la poitrine) Force de volonté 3 x

3. Frapper le thorax. Inspirer en frappant rapidement le thorax du bout des doigts. Retenir le souffle et frapper rapidement le thorax avec les paumes. Pureté 3 x

4. Shitali (inspirer par le tuyau de la langue) Nettoie le sang 3 x 9 x

5.* Trikonâsana (Je suis droit dans mon corps et dans mon âme) 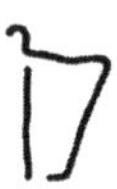 3 x

6. Trikonâsana - variante (force nerveuse) 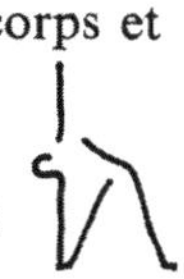 3 x

7. Pavanamuktâsana couché (embrasser fortement les genoux) 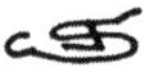 3 x 9 x

8. Lauliki-Yoga (santé) 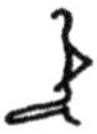 3 x

9.* Ardha-bhujjangâsana (élasticité) 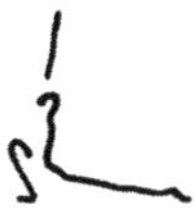 3 x

10.* Ardha-salabhâsana (reins) Pureté 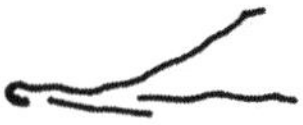 3 x

11. Ustrâsana (élasticité)  3 x

12.* Viparîta-karanî (avec exercices pour les yeux) 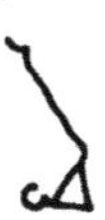 3 x

13.* Méditation (unité) 5 M

14.* Shavâsana (calme)  5 M

OM

1.* Respiration yoguique complète (calme) 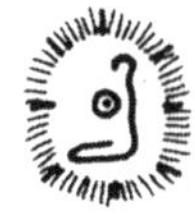 7 x

2. Murcha (rétention 7 - 30 sec., menton contre la poitrine) Force de volonté 3 x

3.* Souffle HA lent, couché (pureté) 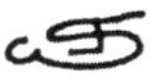 3 x

4.* Souffle HA lent, debout (pureté) 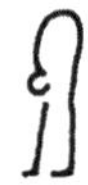 3 x

5. Dhrityâsana (stabilité) 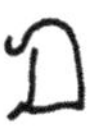 3 x

6.* Dhanurâsana (élasticité) 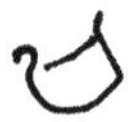 3 x

7.* Bhujjangâsana (force nerveuse) 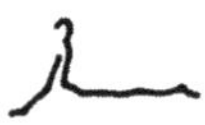 3 x

8.* Vakrâsana (force nerveuse) 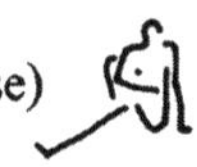 3 x

9. Ekapadahastâsana I et II (forme et beauté) 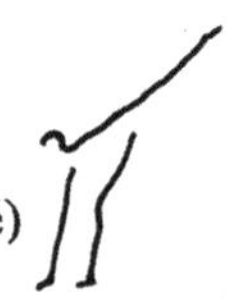 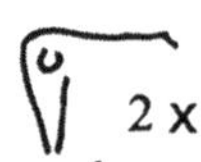 2 x chacun

10. Janusirâsana vertical (forme et beauté) 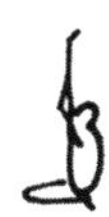 2 x

11. Janusirâsana horizontal (forme et beauté) 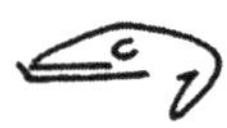 2 x

12.* Halâsana (jambes écartées)  3 x

13.* Méditation (unité) 5 M

14.* Shavâsana (calme)  5 M

OM

1.* Respiration yoguique complète (calme) 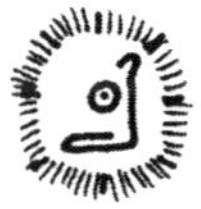 7 x

2. Murcha (rétention 7 - 30 sec., menton contre la poitrine) Force de volonté 3 x

3. Sukh-pûrvak alterné (4 - 16 - 8 sec.) Harmonie 5 x

4.* Prânâyâma N° 4 (force) 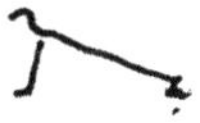 3 x

5. Chakrâsana (roue) Elasticité 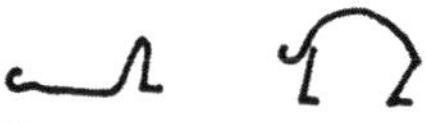 3 x

6. Dhrityâsana (esprit de décision) 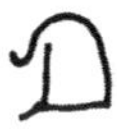 3 x

7.* Paschimottanâsana (santé)  3 x

8. Supta-vajrâsana (calme) 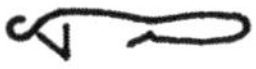 3 x

9.* Mayurâsana (équilibre) 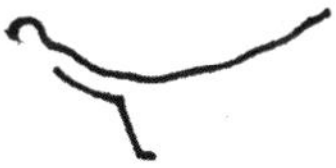 3 x

10. Gokarnâsana (forme et beauté) 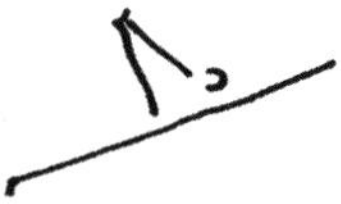 3 x

11. Hasta-padâsana (jambes très écartées, saisir les orteils et se pencher en avant en expirant) 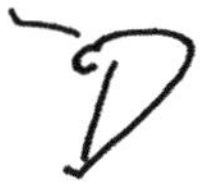 3 x

12.* Shîrshâsana 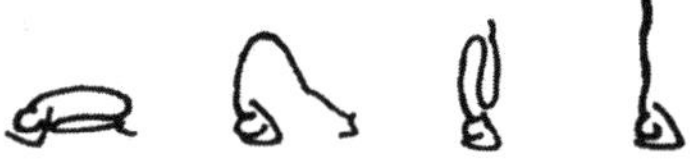 3 x

13.* Viparîta-karanî 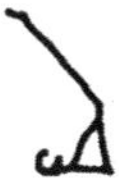 3 x

14.* Méditation (unité) 5 M

15.* Shavâsana (calme)  5 M

OM

1.* Respiration yoguique complète (calme) 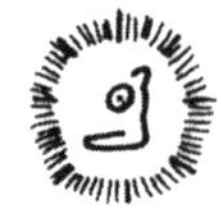 7 x

2. Murcha (rétention 7 - 30 sec., menton contre la poitrine) Force de volonté 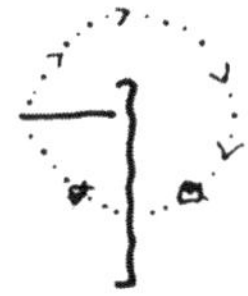 3 x

3.* Prânâyâma N° 3 3 x

4.* Prânâyâma N° 4 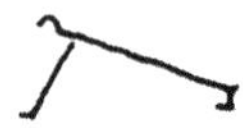 3 x

5. Lauliki-mudra (massage abdominal) 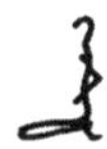 3 x

6. Yoga-mudra — poings contre le ventre (santé) 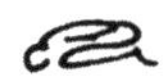 3 x

7. Vajroli-mudra (force de résistance) 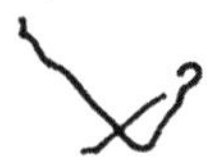 3 x

8.* Bhujjangâsana (force nerveuse) 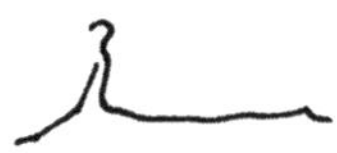 3 x

9.* Salabhâsana (reins) Pureté 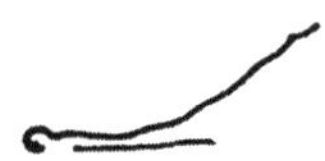 3 x

10.* Matsyâsana (calme) 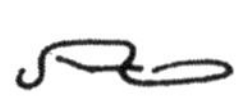 3 x

11.* Exercices pour les yeux:
Bhrû-madhya-drishti: fixer un point entre les sourcils
Nâsâgra dristhi: fixer le bout du nez 3 x chacun

12. Sarvangâsana 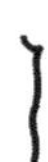 3 x

13.* Méditation (unité) 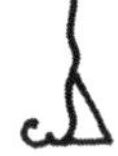 5 M

14.* Shavâsana (calme) 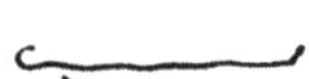 5 M

OM

1.* Respiration yoguique complète (développement du prânâ dans le corps) 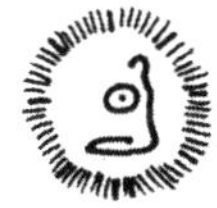 7 x

2. Murcha (rétention 7 - 30 sec., menton contre la poitrine) Force de volonté 3 x

3.* Prânâyâma N° 6 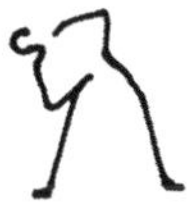 3 x

4.* Prânâyâma N° 7 3 x

5. Vibhakta-janusirâsana (force de résistance) 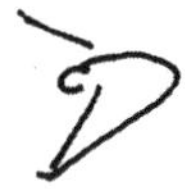 3 x

6. Natashira-vajrâsana (force) 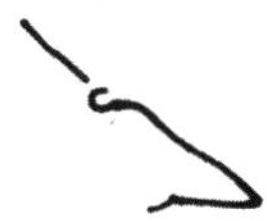 3 x

7. Janusirâsana vertical (force de résistance) 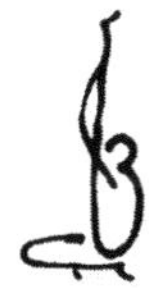 2 x

8. Janusirâsana horizontal (force de volonté) 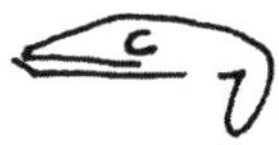 2 x

9. Dolâsana (élasticité) 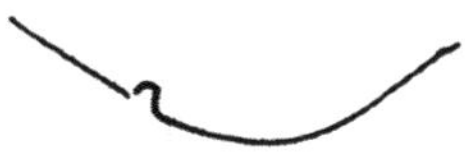 3 x

10. Lauliki-Yoga (massage abdominal) Santé 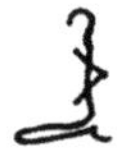 3 x

11. Exercices pour les pieds 3 M

12.* Viparîta-karanî avec exercices pour la langue 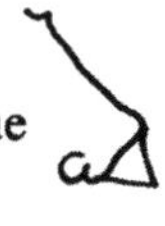 3 x

13.* Méditation (unité) 5 M

14.* Shavâsana (calme) 5 M

OM

1.* Respiration yoguique complète (développement du prânâ dans le corps) 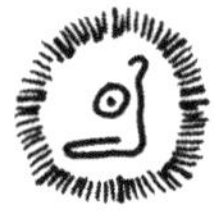 7 x

2. Murcha (rétention 7 - 30 sec., menton contre la poitrine) Force de volonté 3 x

3.* Souffle HA brusque, couché (pureté) 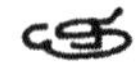 3 x

4.* Prânâyâma N° 4 (force) 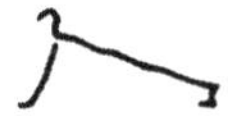 3 x

5.* Vakrâsana (force nerveuse) 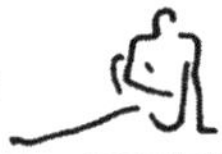 3 x

6. Trikonâsana (variante) Force nerveuse 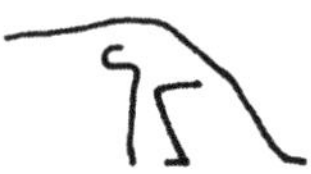 3 x

7. Trikonâsana (variante) Je suis droit dans mon corps et dans mon âme 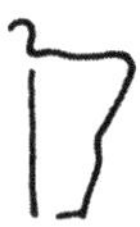 3 x

8. Mantrams:
Ma force de résistance se développe de moment en moment
Ma force de volonté se développe de moment en moment
Tous les organes fonctionnent de mieux en mieux de moment en moment
Je manifeste la vie dans mon corps et dans mon âme
Calme et paix
OM — OM — OM 3 x chacun

9.* Pavanamuktâsana (embrasser fortement les genoux) Santé 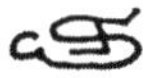 3 x 9 x

10. Natapadâsana (force) 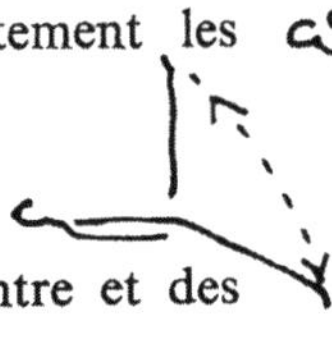 3 x

11.* Exercices pour les muscles du ventre et des jambes 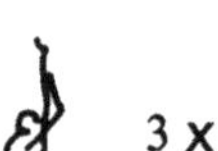 3 x

12.* Shîrshâsana 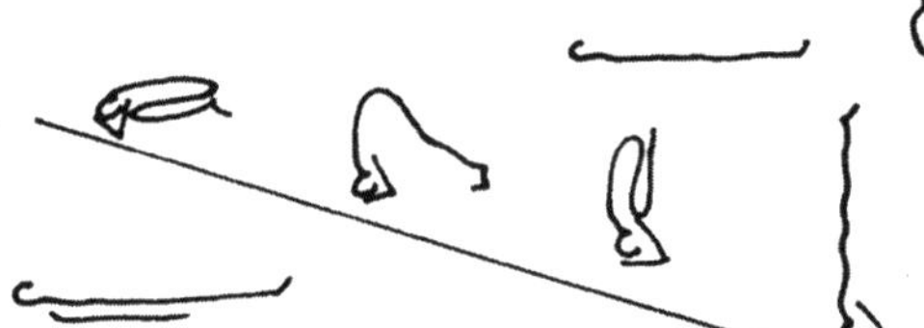 3 x

13.* Méditation 10 M

14.* Shavâsana 10 M

OM

1.* Respiration yoguique complète (calme) 7 x

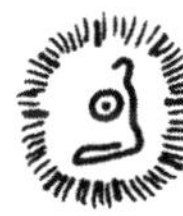

2. Murcha (rétention 7 - 30 sec., menton contre la poitrine) Force de volonté 3 x

3.* Souffle HA brusque, couché (pureté) 3 x

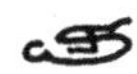

4.* Souffle HA brusque, debout (pureté) 3 x

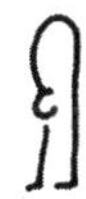

5. Yastikâsana (forme et beauté) 3 x

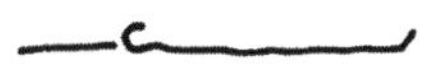

6. Natapadâsana (forme et beauté) 3 x

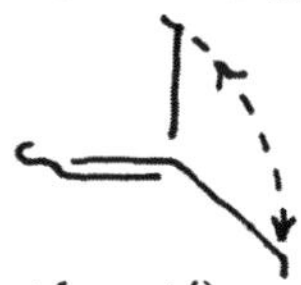

7. Parschva-padacalanâsana (forme et beauté) 3 x

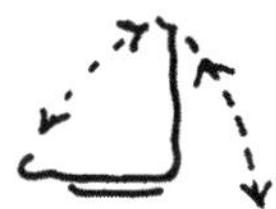

8.* Ardha-matsyendrâsana (force nerveuse) 2 x

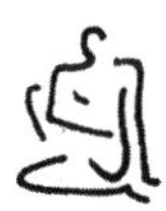

9. Trikonâsana variante (force nerveuse) 3 x

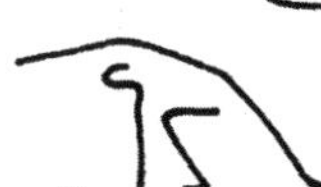

10.* Uddiyâna-bandha debout (maîtrise de soi) 3 x

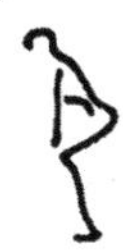

11. Exercices pour les pieds 3 M

12.* Halâsana 3 x

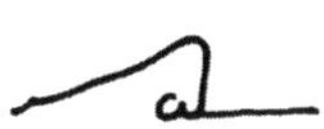

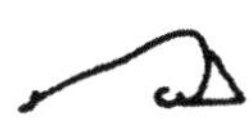

13.* Méditation (unité) 5 M

14.* Shavâsana (calme) 5 M

OM

1.* Respiration yoguique complète (développement du prânâ dans le corps) 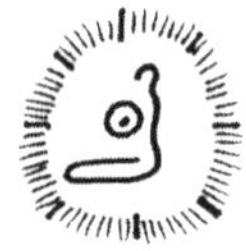 7 x

2. Murcha (rétention 7 - 30 sec., menton contre la poitrine) Force de volonté 3 x

3.* Prânâyâma N° 4 (force) 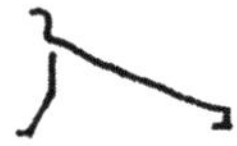 3 x

4. Agnisara dhauti (respiration abdominale accélérée) Pureté 3 x 15 x

5. Développement de la force solaire 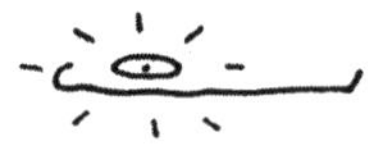 3 x

6. Yoga-mudra (variante) à gauche et à droite (santé) 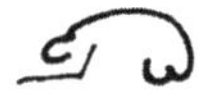 3 x

7. Lauliko-Yoga (massage abdominal) 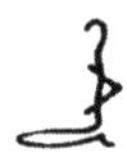 3 x

8.* Ardha-matsyendrâsana (force nerveuse) 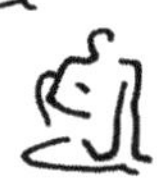 3 x

9. Kakâsana (le corbeau) Assurance 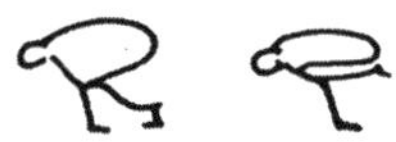 3 x

10. Mayurâsana (stabilité) 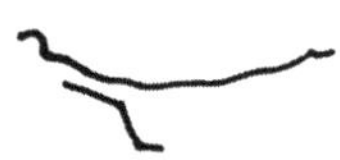 3 x

11.* Uddiyâna-bandha debout (maîtrise de soi) 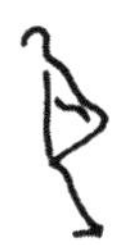 3 x

12.* Shîrshâsana ou sarvangâsana 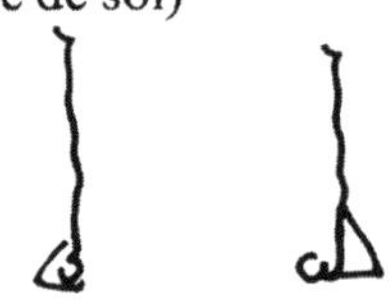 3 x

13.* Méditation (unité) 5 M

14.* Shavâsana (calme)  5 M

OM

1.* Respiration yoguique complète avec développement du prânâ dans le corps 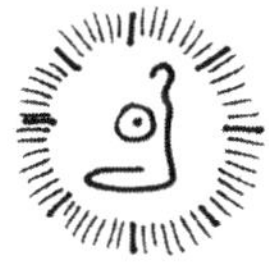 7 x

2. Murcha (rétention 7 - 30 sec., menton contre la poitrine) Force de volonté 3 x

3. I. A. O. OM 3 x

4.* Souffle ardha HA couché (pureté) 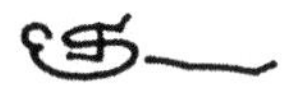 3 x

5. Pavanamuktâsana (santé) Embrasser fortement les genoux 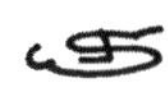 3 x

6.* Vakrâsana (force nerveuse) 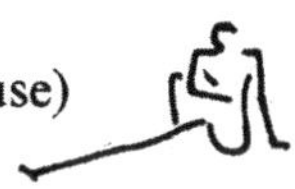 3 x

7.* Ardha-matsyendrâsana (force nerveuse) 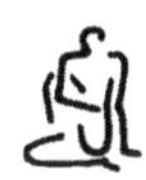 3 x

8. Trikonâsana - variante - force nerveuse 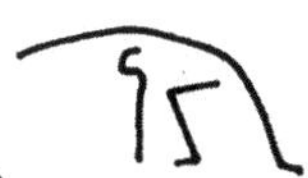 3 x

9. Ardha-chandrâsana I (élasticité) 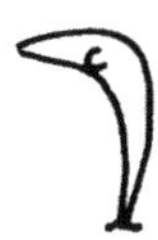 2 x

10. Ardha-chandrâsana II (élasticité) 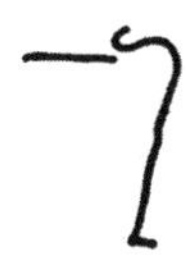 2 x

11. Trataka (fixation d'un point) 3 M

12. Ardha-sarvangâsana (calme) 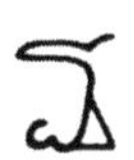 3 x

13.* Méditation (unité) 5 M

14.* Shavâsana (calme) 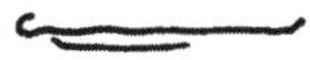 5 M

OM

1.* Respiration yoguique complète (calme) 7 x

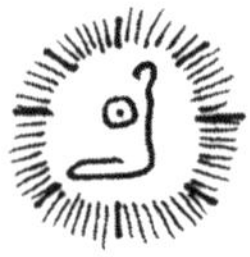

2. Murcha (rétention 7 - 30 sec., menton contre la poitrine) Force de volonté 3 x

3. Bhastrikâ (respiration accélérée alternée) Pureté 3 x

4. Shitali (inspirer par le tuyau de la langue) Nettoie le sang 14 x

5. Tadaghi-mudra (rétracter fortement le ventre) Force de résistance 3 x

6. Stambhâsana (force) 3 x

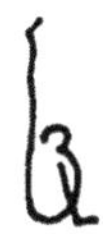

7. Oordhva-paschimottanâsana (force) 3 x

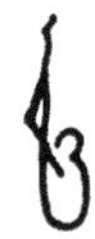

8. Natashira-vajrâsana (force) 3 x

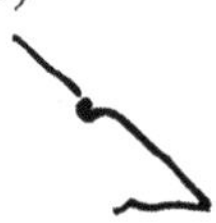

9. Ekapadahastâsana I (forme et beauté) 2 x

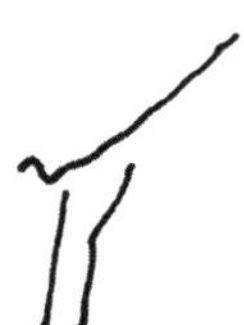

10. Ekapadahastâsana II (forme et beauté) 2 x

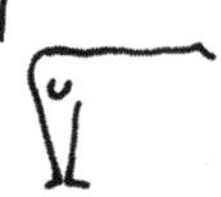

11.* Salabhâsana (reins) Pureté 3 x

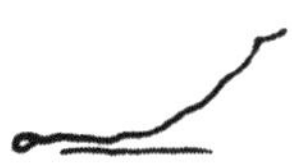

12.* Shîrshâsana ou sarvangâsana 3 x

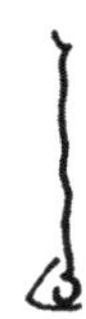

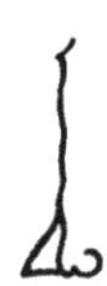

13.* Méditation (unité) 5 M

14.* Shavâsana (calme) 5 M

OM

1.* Respiration yoguique complète (calme) 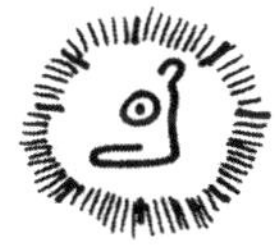 7 x

2. Murcha (rétention 7 - 30 sec., menton contre la poitrine) Force de volonté 3 x

3. Bhastrikâ (respiration complète accélérée) Pureté 3 x 7 x

4. Développement de la force solaire 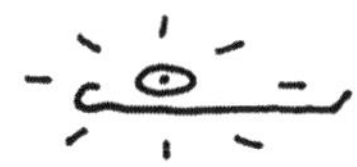 3 M

5.* Paschimottanâsana (santé) 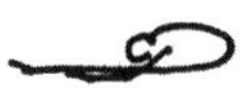 3 x

6. Pavanamuktâsana couché (embrasser fortement les genoux) Santé 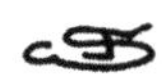 3 x 7 x

7. Dolâsana (élasticité) 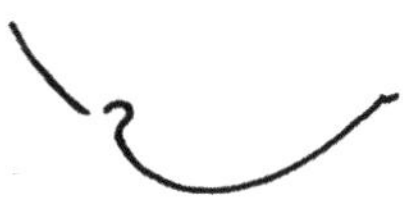 3 x

8. Kakâsana (corbeau) Equilibre 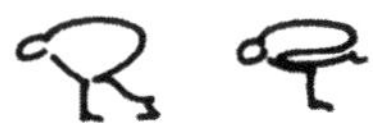 3 x

9. Padangustâsana (équilibre) 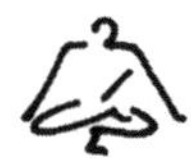 3 x

10. Chakrâsana (élasticité) 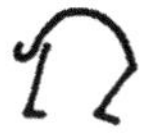 3 x

11. Hastapadangustâsana (force) 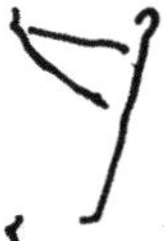 3 x

12.* Shîrshâsana ou sarvangâsana 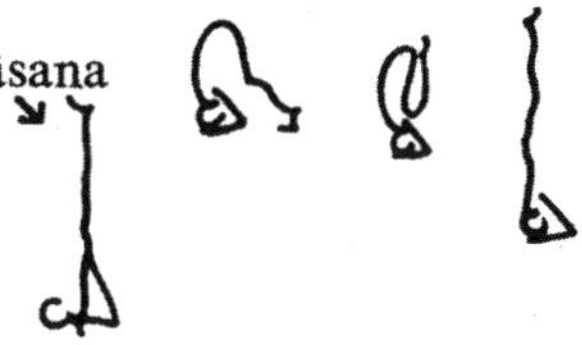 3 x

13.* Méditation (unité) 5 M

14.* Shavâsana (calme) 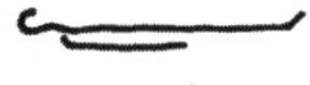 5 M

OM

1.* Respiration yoguique complète (calme) 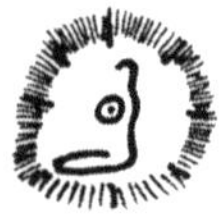 7 x

2. Murcha (rétention 7 - 30 sec., menton contre la poitrine) Force de volonté 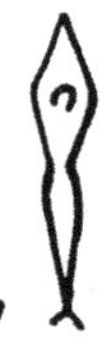 3 x

3.* Prânâyâma N° 1 (maîtrise de soi) 3 x

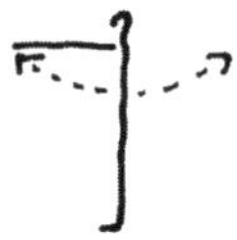

4.* Prânâyâma N° 2 (force de résistance) 3 x

5.* Ardha-matsyendrâsana I (confiance en soi)  2 x

6.* Ardha-matsyendrâsana II (force nerveuse) 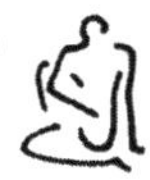 3 x

7. Ekapadahastâsana I (forme et beauté) 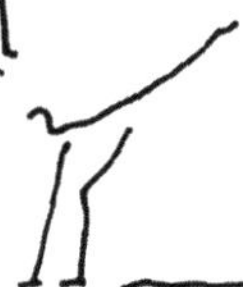 2 x

8. Ekapadahastâsana II (forme et beauté) 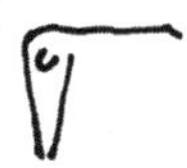 2 x

9. Natarajâsana (équilibre) 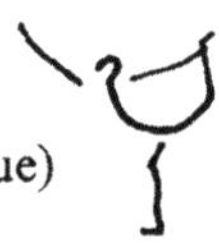 3 x

10.* Simhâsana (exercices pour la langue) 3 M

11.* Exercices pour les yeux:
Bhrû-madya-drishti: fixer un point entre les sourcils
Nâsâgra-drishti: fixer le bout du nez 2 x chacun

12. Ardha-halâsana (pieds par-dessus l'épaule droite, puis gauche) 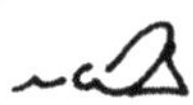 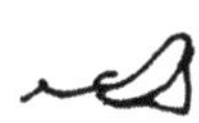 3 x

13.* Méditation (unité) 5 M

14.* Shavâsana (calme) 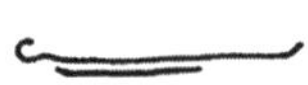 5 M

OM

1.* Respiration yoguique complète (calme) 7 x

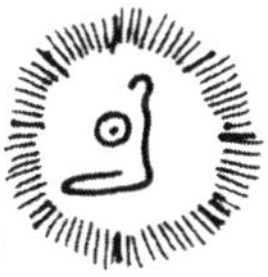

2. Murcha (rétention 7 - 30 sec., menton contre la poitrine) Force de volonté 3 x

3. Souffle HA, assis. Inspirer profondément, retenir le souffle pendant 7 sec., expirer fortement brusquement par la bouche (pureté) 3 x

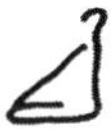

4. Agnisara dhauti couché (respiration abdominale accélérée) 2 x 14 x

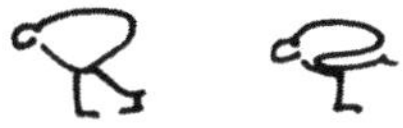

5. Kakâsana (corbeau) Force 3 x

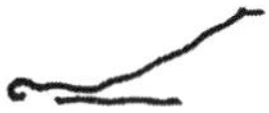

6.* Salabhâsana (reins) Pureté 3 x

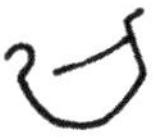

7.* Dhanurâsana (reins) Pureté 3 x

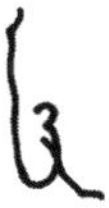

8. Stambhâsana (force) 3 x

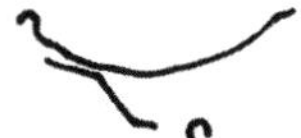

9. Mayurâsana (force) 3 x

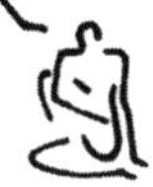

10.* Ardha-matsyendrâsana (force nerveuse) 2 x

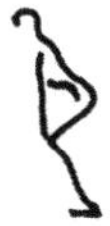

11.* Uddiyâna-bandha debout (maîtrise de soi) 3 x

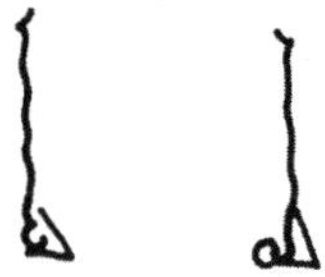

12.* Shîrshâsana ou sarvangâsana 3 x

13.* Méditation (unité) 5 M

14.* Shavâsana (calme) 5 M

OM

1.* Respiration yoguique complète (calme) 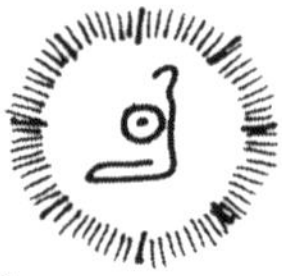 7 x

2. Murcha (rétention 7 - 30 sec., menton contre la poitrine) Force de volonté 3 x

3.* Sukh-pûrvak (respiration alternée) Harmonie et équilibre 3 x

4. I. A. O. OM 3 x

5.* Paschimottanâsana (santé)  3 x

6. Parvatâsana (la montagne) Forme et beauté  3 x

7.* Ardha-matsyendrâsana (force nerveuse) 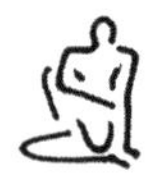 2 x

8.* Trikonâsana (force nerveuse) 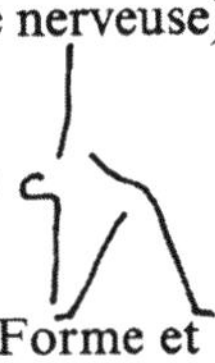 3 x

9. Uddiyâna-bandha (variante) Forme et beauté 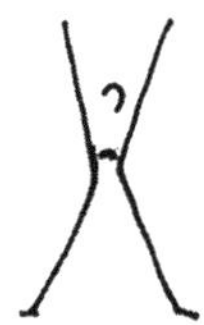 3 x

10. Uddiyâna-bandha accroupi (maîtrise de soi) 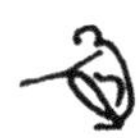 3 x

11. Exercices pour les pieds 3 M

12.* Halâsana 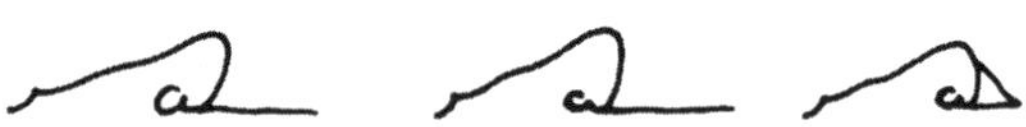 3 x

13.* Méditation (unité) 5 M

14.* Shavâsana (calme)  5 M

OM

1.* Respiration yoguique complète avec développement du prânâ dans le corps 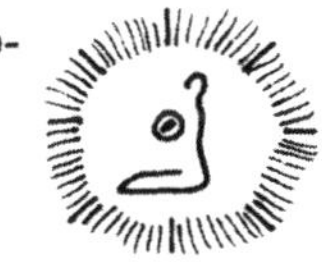 7 x

2. Murcha (rétention 7 - 30 sec., menton contre la poitrine) Force de volonté 3 x

3.* Sukh-pûrvak (respiration alternée) Harmonie 3 x

4. I. A. O. OM 3 x

5. Ustrâsana (élasticité) 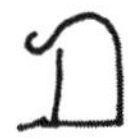 3 x

6. Yoga-mudra (poings contre le ventre) 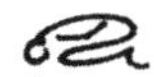 3 x

7. Lauliki-Yoga (massage abdominal) 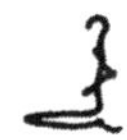 3 x

8. Uddiyâna-bandha accroupi (maîtrise de soi) 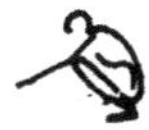 3 x

9.* Uddiyâna-bandha debout (maîtrise de soi) 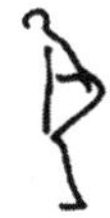 3 x

10. Trikonâsana - variante — Force nerveuse 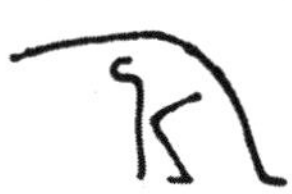 3 x

11. Supta-vajrâsana (élasticité)  3 x

12.* Halâsana 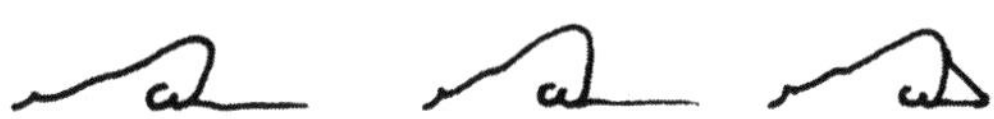 3 x

13.* Méditation (unité) 5 M

14.* Shavâsana (calme)  5 M·

OM

1.* Respiration yoguique complète (calme) 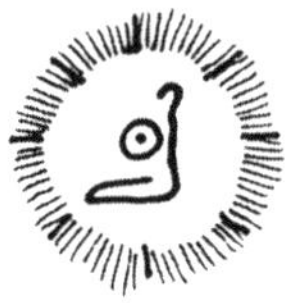 7 x

2. Murcha (rétention 7 - 30 sec., menton contre la poitrine) Force de volonté 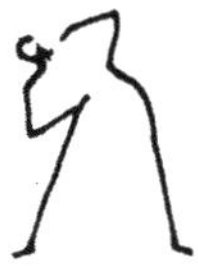 3 x

3.* Prânâyâma N° 6 3 x

4.* Prânâyâma N° 7 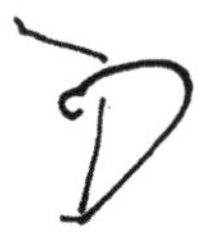 3 x

5. Vibhakta-janusirâsana (santé) 3 x

6. Janusirâsana horizontal (force) 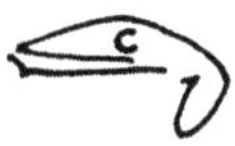 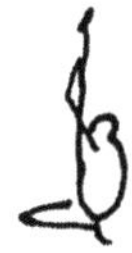 2 x

7. Janusirâsana vertical (force) 2 x

8.* Vakrâsana (force nerveuse) 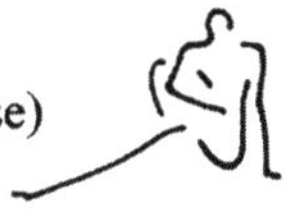 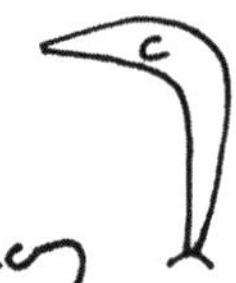 2 x

9. Ardha-chandrâsana I (élasticité) 2 x

10. Ardha-chandrâsana II (élasticité) 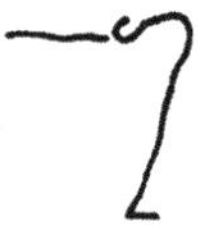 2 x

11.* Uddiyâna-bandha debout (maîtrise de soi) 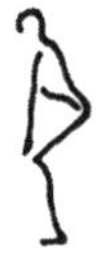 3 x

12.* Halâsana  3 x

13.* Méditation (unité) 5 M

14.* Shavâsana (calme) 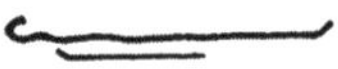 5 M

OM

1.* Respiration yoguique complète (développement du prânâ dans le corps) 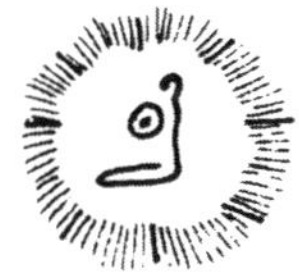 7 x

2. Murcha (rétention 7 - 30 sec., menton contre la poitrine) Force de volonté 3 x

3.* Prânâyâma N° 6 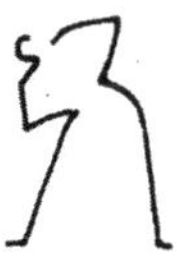 3 x

4.* Prânâyâma N° 7 3 x

5. Lauliki-Yoga (santé) 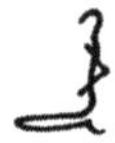 3 x

6. Yoga-mudra (poings contre le ventre) Santé 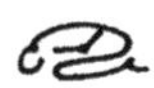 3 x

7. Ekapadahastâsana I (forme et beauté) 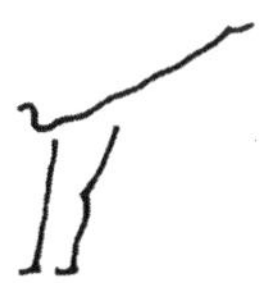 2 x

8. Ekapadahastâsana II (forme et beauté) 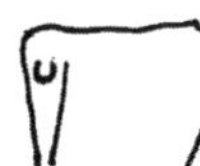 2 x

9. Natarajâsana (équilibre) 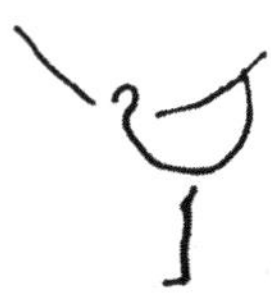 3 x

10. Vkrsâsana (équilibre) 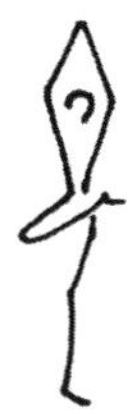 3 x

11.* Viparîta-karanî 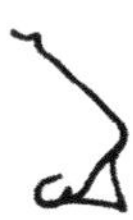 3 x

12.* Méditation et shavâsana  5 M chacun

OM

1.* Respiration yoguique complète (calme) 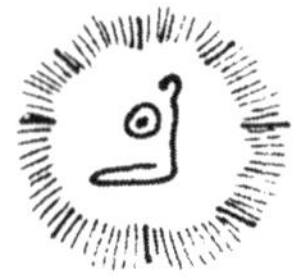 7 x

2. Murcha (rétention 7 - 30 sec., menton contre la poitrine) Force de volonté 3 x

3.* Souffle HA brusque, couché (pureté) 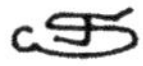 3 x

4. I. A. O. OM 3 x

5.* Vakrâsana (force nerveuse) 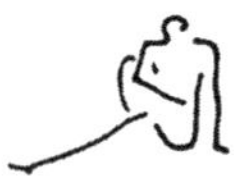 2 x

6.* Ardha-matsyendrâsana (force nerveuse) 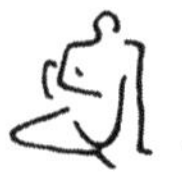 2 x

7.* Trikonâsana (force nerveuse) 3 x

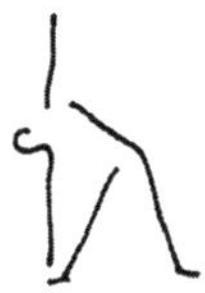

8.* Padahastâsana (force) 3 x

9. Pavanamuktâsana couché (embrasser fortement les genoux) Santé 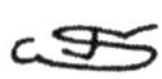 3 x 9 x

10. Bhegâsana (élasticité) 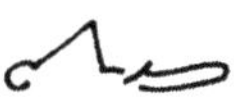 3 x

11. Vibhakta-janusirâsana (force de résistance) 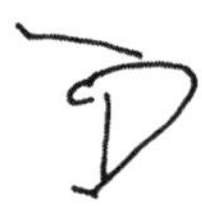 3 x

12.* Viparîta-karanî (calme) 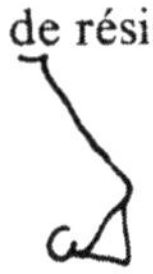 3 x

13.* Méditation (unité) 5 M

14.* Shavâsana (calme)  5 M

OM

1.* Respiration yoguique complète (calme) 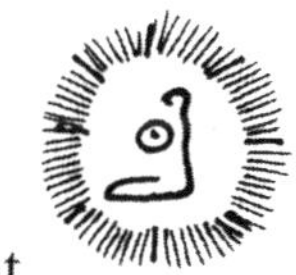 7 x

2. Inspirer profondément. Expirer complètement, contracter les muscles du thorax et du ventre. Rétention 7 sec. Inspirer profondément et expirer calmement (force de résistance) 3 x

3. Agnisara dhauti couché (respiration abdominale accélérée) 2 x 9 x

4. Développement de la force solaire 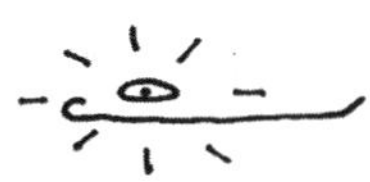 3 M

5. Padangustâsana (équilibre) 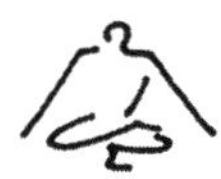 3 x

6. Natashira vajrâsana (élasticité) 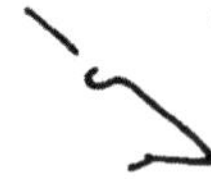 3 x

7.* Matsyâsana (calme) 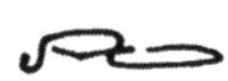 3 x

8. Supta-vajrâsana (élasticité) 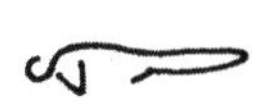 3 x

9. Trikonâsana (variante) Force nerveuse 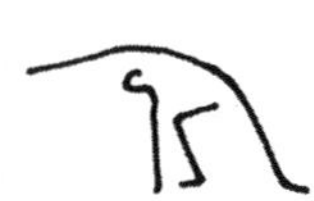 3 x

10. Bhegâsana (élasticité) 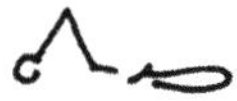 3 x

11. Natapadâsana (force) 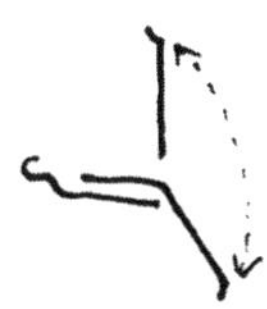 3 x

12.* Viparîta-karanî (calme) 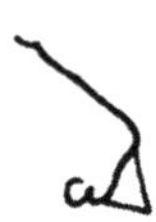 3 x

13.* Méditation (unité) 5 M

14.* Shavâsana (calme)  5 M

OM

1.* Respiration yoguique complète avec développement du prânâ dans le corps 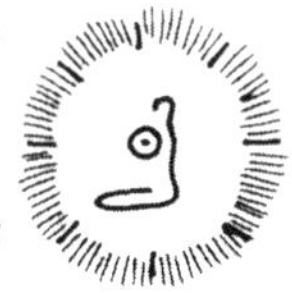 7 x

2. Murcha (rétention 7 - 30 sec., menton contre la poitrine) Force de volonté 3 x

3. I. A. O. OM 3 x

4. Mantrams:
Ma force de résistance se développe de moment en moment.
Ma force de volonté se développe de moment en moment.
Tous les organes fonctionnent de mieux en mieux de moment en moment.
La cause de tous les dérangements physiques disparaît.
Je manifeste la vie dans mon corps et dans mon âme.
Calme et paix.
OM 3 x chacun

5.* Padahastâsana (santé) 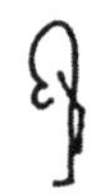 3 x

6. Hasapadangustâsana (force) 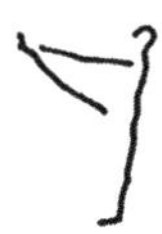 3 x

7. Natarajâsana (équilibre) 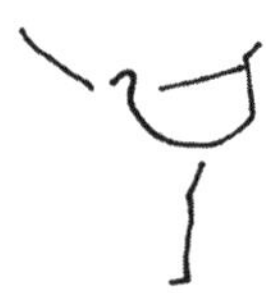 3 x

8.* Matsyâsana 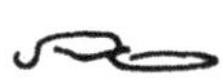 3 x

9.* Salabhâsana 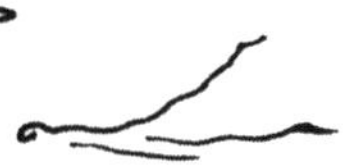 3 x

10. Dhanurâsana 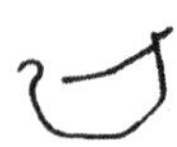 3 x

11. Exercices pour les pieds 3 M

12.* Shîrshâsana - - - → 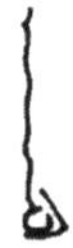 3 x
Méditation - shavâsana - - - → 5 M chacun

OM

1.* Respiration yoguique complète (calme) 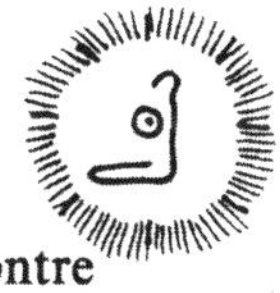 7 x

2. Murcha (rétention 7 - 30 sec., menton contre la poitrine) Force de volonté 3 x

3.* Souffle HA brusque, couché (pureté) 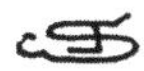 3 x

4.* Souffle HA brusque, debout (pureté) 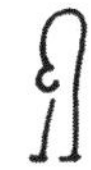 3 x

5.* Paschimottanâsana (santé)  3 x

6. Yastikâsana (forme et beauté)  3 x

7. Oordva-paschimottanâsana (force de résistance) 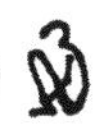 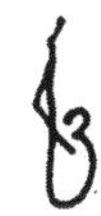 3 x

8.* Matsyâsana (régénération de la thyroïde) 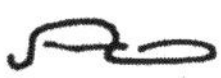 3 x

9. Supta-vajrâsana (développement de la force solaire) 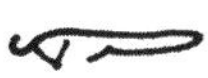 3 x

10. Bhegâsana (élasticité) 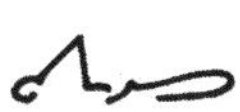 3 x

11. Ekapadahastâsana I (forme et beauté) 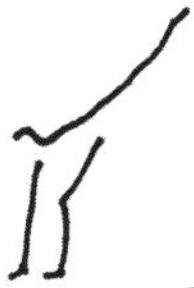 3 x

12. Ekapadahastâsana II (forme et beauté) 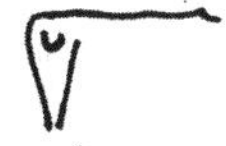 3 x

13.* Shîrshâsana  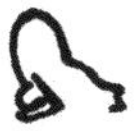 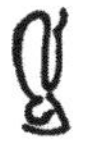 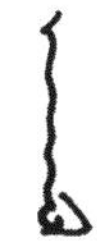 3 x

14.* Méditation (unité) 5 M

15.* Shavâsana (calme actif) 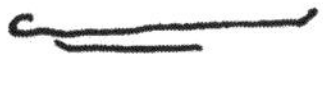 5 M

OM

1.* Respiration yoguique complète (calme) 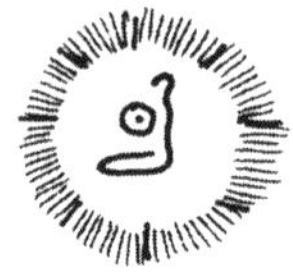 7 x

2. Murcha (rétention 7 - 30 sec., menton contre la poitrine) Force de volonté 3 x

3. Inspirer profondément. Expirer complètement. Contracter les muscles du thorax et du ventre. Rétention 7 secondes. Inspirer profondément 3 x

4. Agnisara-dhauti (respiration abdominale accélérée) Pureté 3 x 15-30 x

5. Kakâsana (corbeau) Equilibre 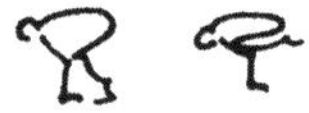 3 x

6. Dhrityâsana (esprit de décision)  3 x

7.* Dhanurâsana (élasticité) 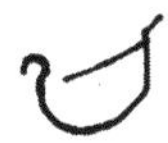 3 x

8.* Salabhâsana (reins) Pureté 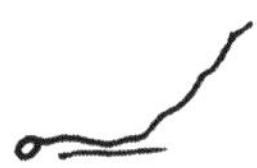 3 x

9. Yoga-mudra avec rétention du souffle (esprit de décision) 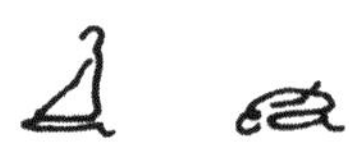 3 x

10.* Padahastâsana (santé) 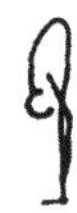 3 x

11.* Sarvangâsana (variante) 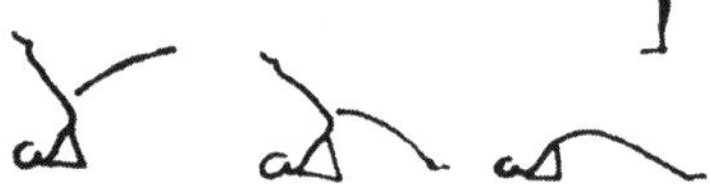 3 x

12.* Halâsana (jambes écartées) 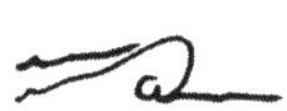 3 x

13.* Méditation (unité) 5 M

14.* Shavâsana (calme actif)  5 M

OM

1.* Respiration yoguique complète (calme) 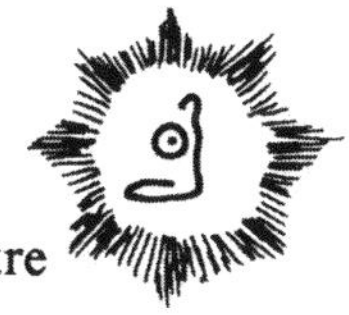 7 x

2. Murcha (rétention 7 - 30 sec., menton contre la poitrine) Force de volonté 3 x

3. Frapper le thorax. Inspirer lentement en frappant rapidement le thorax du bout des doigts. Retenir le souffle et frapper le thorax avec les paumes. Nettoie les poumons 3 x

4.* Sukh-pûrvak (respiration alternée) Harmonie et équilibre 3 x

5. Ardha-chandrâsana I (élasticité) 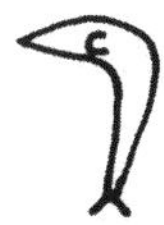 x

6. Ardha-chandrâsana II (élasticité) 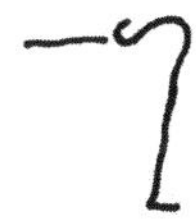 x

7. Gomukhâsana (force)  x

8. Oordva-paschimottanâsana (force de résistance) 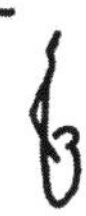 x

9. Chakrâsana (forme et beauté) 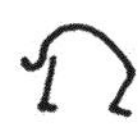 x

10.* Trikonâsana (force nerveuse) 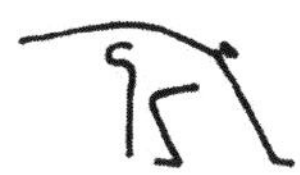 x

11.* Uddiyâna-bandha debout (maîtrise de soi) x

12. Ardha-sarvangâsana (calme) 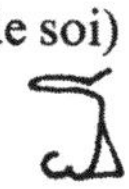 x

13. Ardha-halâsana 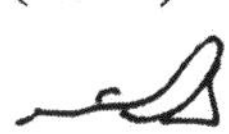 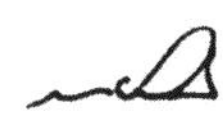 x

14.* Méditation (unité) 5 M

15.* Shavâsana (calme actif)  5 M

OM

1.* Respiration yoguique complète (calme) 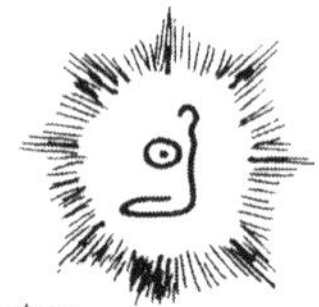 7 x

2. Murcha (rétention 7 - 21 sec., menton contre la poitrine) Force de résistance 3 x

3. Ujjâyi « S » (pureté) 3 x

4.* Sukh-pûrvak (respiration alternée) 3 x

5.* Ardha-bhujjangâsana (élasticité) 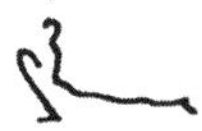 3 x

6. Ardha-bhujjangâsana II (élasticité) 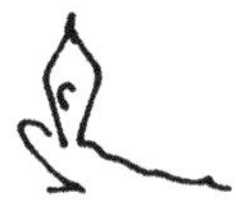 3 x

7. Vakrâsana à droite et à gauche (variante) 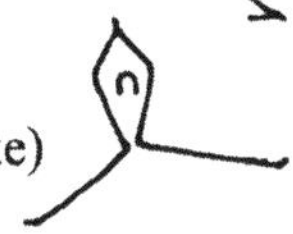 3 x

8.* Sarpâsana (force)  3 x

9. Hastapadangustâsana (stabilité) 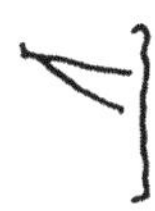 3 x

10. Vrikshâsana (équilibre) 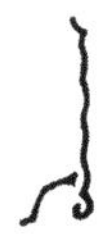 3 x

11. Uddiyâna-bandha assis (forme et beauté) 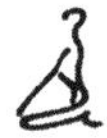 3 x

12.* Uddiyâna-bandha debout (forme et beauté) 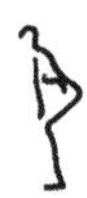 3 x

13.* Viparîta-karanî avec exercices pour les yeux 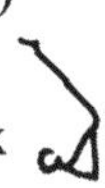 3 x

14.* Méditation (unité) 5 M

15.* Shavâsana (calme)  5 M

OM

1.* Respiration yoguique complète (calme) 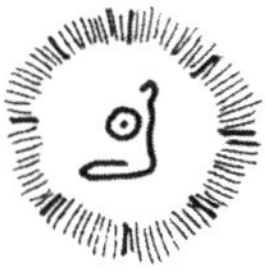 7 x

2. Murcha (rétention 7 - 14 sec., menton contre la poitrine) Force de volonté 3 x

3.* Le souffle qui nettoie 3 x

4.* Prânâyâma N° 4 (force) 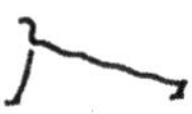 3 x

5.* Ardha-matsyendrâsana I (confiance en soi) 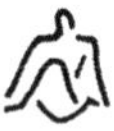 2 x

6.* Ardha-matsyendrâsana II (force nerveuse) 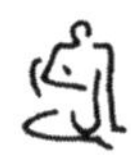 3 x

7.* Paschimottanâsana (santé) 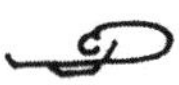 3 x

8.* Padahastâsana (force de résistance) 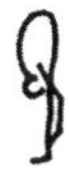 3 x

9.* Uddiyâna-bandha debout (forme et beauté) 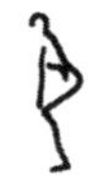 3 x

10.* Exercices pour les yeux:
Bhrû-madhya-drishti: fixer un point entre les sourcils
Nâsâgra-drishti: fixer le bout du nez 3 x

11.* Simhâsana (expirer en tirant la langue; inspirer en roulant et pressant la langue contre le palais) 2 x 7 x

12.* Viparîta-karanî (calme) 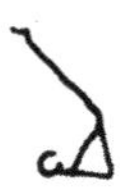 3 x

13.* Méditation (unité) 5 M

14.* Shavâsana (calme) 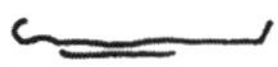 5 M

OM

1.* Respiration yoguique complète (calme) 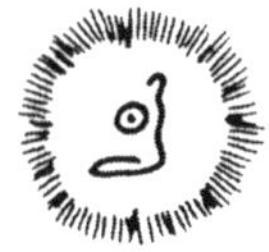 7 x

2. Murcha (rétention 7 - 30 sec., menton contre la poitrine) Force de volonté 3 x

3. Agnisara-dhauti couché (respiration abdominale accélérée) Pureté 2 x 7 x

4. Shitali (inspirer par le tuyau de la langue) Purifie le sang 14 x

5. Pavanamuktâsana couché (embrasser les genoux) Santé 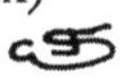 2 x 7 x

6.* Ardha-matsyendrâsana (force nerveuse) 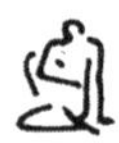 2 x

7. Ustrâsana (forme et beauté) 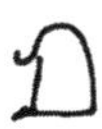 3 x

8. Oordhva-paschimottanâsana (force de résistance) 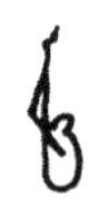 3 x

9. Natashira-vajrâsana (force) 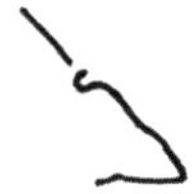 3 x

10. Yastikâsana (forme et beauté)  3 x

11.* Trikonâsana (force nerveuse) 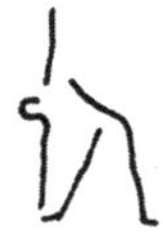 3 x

12. Ardha-sarvangâsana (calme) 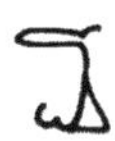 3 x

13.* Méditation (unité) 5 M

14.* Shavâsana (calme)  5 M

OM

1.* Respiration yoguique complète (calme) 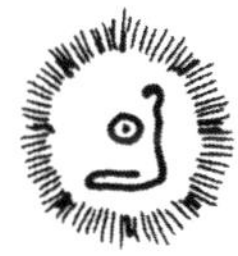 7 x

2. Inspirer profondément. Expirer complètement. Contracter les muscles du thorax et du ventre. Retenir le souffle 7 sec. Inspirer profondément et expirer calmement (force de résistance) 3 x

3. Bhastrikâ (respiration accélérée) Pureté 2 x 9 x

4. Développement de la force solaire 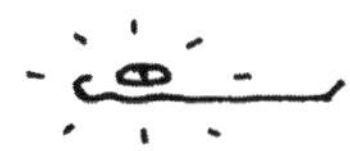 3 M

5. Tadaghi-mudra (rétracter fortement le ventre) Santé  3 x

6. Yoga-mudra avec poings contre le ventre (santé) 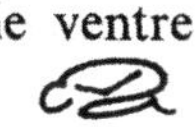 3 x

7. Bhujjangendrâsana (élasticité) 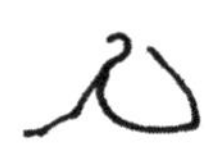 3 x

8.* Trikonâsana (force nerveuse) 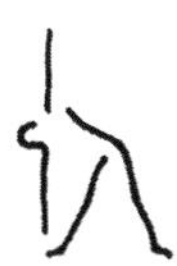 3 x

9. Lauliki-Yoga (santé) 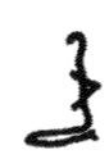 3 x

10.* Padahastâsana (santé) 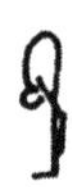 3 x

11. Exercices pour les pieds 3 M

12.* Viparîta-karanî 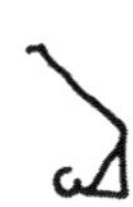 3 x

13.* Méditation (unité) 5 M

14.* Shavâsana (calme)  5 M

OM

1.* Respiration yoguique complète (calme) 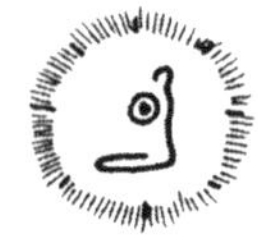 7 x

2. Murcha (rétention 7 - 30 sec., menton contre la poitrine) Force de volonté 3 x

3. I. A. O. OM 3 x

4.* Prânâyâma N° 4 (force) 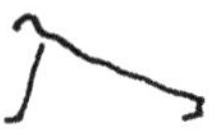 3 x

5.* Padahastâsana (santé) 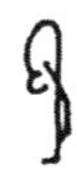 3 x

6. Uddiyâna-bandha accroupi (rétracter le ventre)  3 x

7.* Uddiyâna-bandha debout (maîtrise de soi) 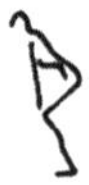 3 x

8. Uddiyâna-bandha couché (après l'expiration, rétracter fortement le ventre)  3 x

9.* Vakrâsana (force nerveuse) 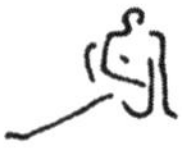 3 x

10. Chakrâsana (élasticité) 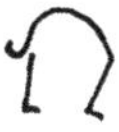 3 x

11. Exercices pour les pieds 3 M

12.* Halâsana  3 x

13.* Méditation (unité) 5 M

14.* Shavâsana (calme)  5 M

OM

1.* Respiration yoguique complète (calme) 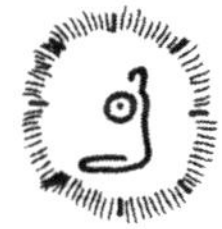 7 x

2. Murcha (rétention 7 - 30 sec., menton contre la poitrine) Force de volonté 3 x

3.* Souffle HA brusque, couché (pureté) 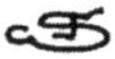 3 x

4.* Souffle HA brusque, debout (pureté) 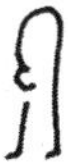 3 x

5. Vajroli-mudra (force de résistance) 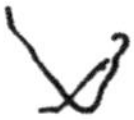 3 x

6. Yoga-mudra (poings contre le ventre) Santé 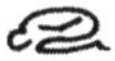 3 x

7.* Dhanurâsana (reins) Pureté 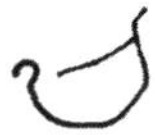 3 x

8. Bhujjangendrâsana (colonne vertébrale) Force 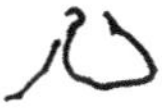 3 x

9. Vibhakta-janusirâsana (force de résistance)  3 x

10.* Trikonâsana (force nerveuse) 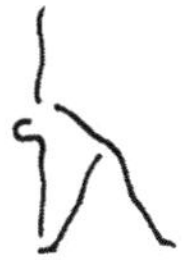 3 x

11. Trataka (fixation d'un point) 3 M

12.* Shîrshâsana ou viparîta-karanî 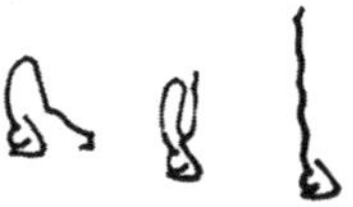 3 x

13.* Méditation (unité) 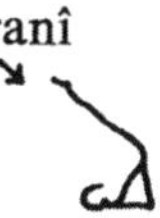 5 M

14.* Shavâsana (calme) 5 M

OM

1.* Respiration yoguique complète (calme) 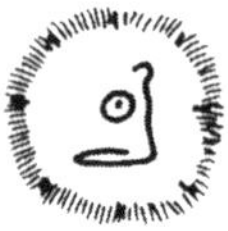 7 x

2. Murcha (rétention 7 - 30 sec., menton contre la poitrine) Force de résistance 3 x

3.* Prânâyâma N° II (force) 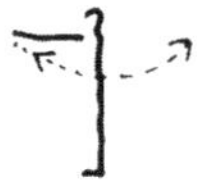 3 x

4.* Prânâyâma N° IV (force)  3 x

5. Konâsana (forme et beauté) 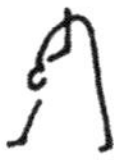 3 x

6. Le corbeau (force de résistance) 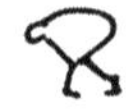  3 x

7. Mayurâsana (force de résistance) 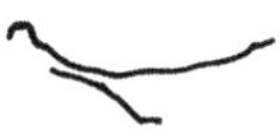 3 x

8.* Uddiyâna-bandha debout (maîtrise de soi) 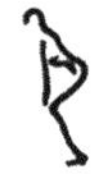 3 x

9. Natarajâsana (équilibre) 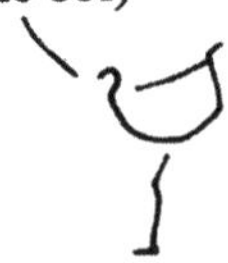 3 x

10. Padangustâsana (équilibre) 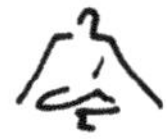 3 x

11.* Paschimottanâsana (santé) 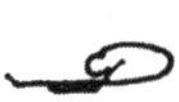 3 x

12.* Viparîta-karanî (mains sur les genoux) 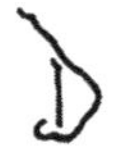 3 x

13.* Méditation (unité) 5 M

14.* Shavâsana (calme)  5 M

OM

1.* Respiration yoguique complète (calme) 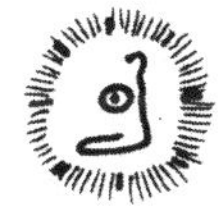 7 x

2. Murcha (rétention 7 - 30 sec., menton contre la poitrine) Force de volonté 3 x

3.* Souffle HA brusque, couché (pureté) 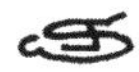 3 x

4.* Souffle HA brusque, debout (pureté) 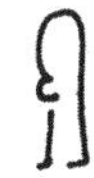 3 x

5. Tadaghi-mudra (rétracter fortement le ventre) Force de résistance  3 x

6. Natapadâsana (forme et beauté) 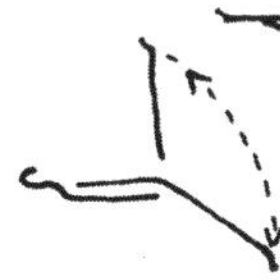 3 x

7. Parschva-padacalanâsana (forme et beauté) 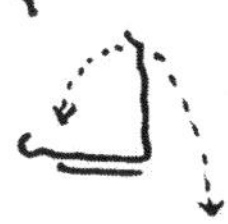 3 x

8.* Matsyâsana (calme) 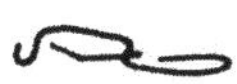 3 x

9.* Vakrâsana (force nerveuse) 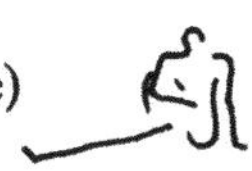 3 x

10. Yoga-mudra (santé) 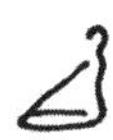 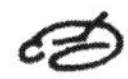 3 x

11. Ardha-chandrâsana (forme et beauté) 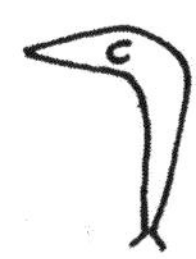 3 x

12. Ardha-sarvangâsana (calme) 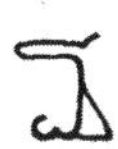 3 x

13.* Méditation (unité) 5 M

14.* Shavâsana (calme) 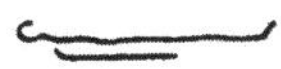 5 M

OM

1.* Respiration yoguique complète (calme) 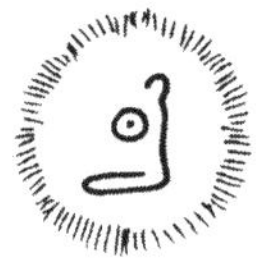 7 x

2. Murcha (rétention· 7 - 30 sec., menton contre la poitrine) Force de volonté 3 x

3.* Prânâyâma N° 1 (force de résistance) 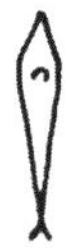 3 x

4.* Prânâyâma N° 2 (force de résistance) 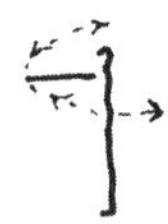 3 x

5. Vajro li-mudra (force de résistance)  3 x

6. Hasta-padâsana (revitalisation du système nerveux) 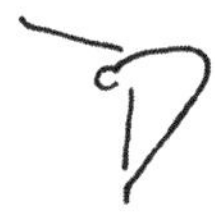 3 x

7. Janusirâsana vertical (assurance) 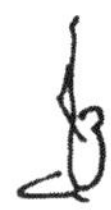 3 x

8. Janusirâsana horizontal (assurance) 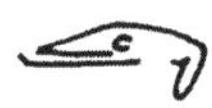 3 x

9.* Matsyâsana (revitalisation de la thyroïde) 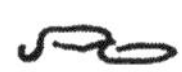 3 x

10. Supta-vajrâsana II (recharge le plexus solaire) 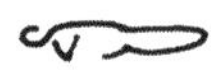 3 x

11.* Ardha-matsyendrâsana II (force nerveuse) 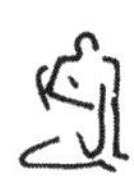 3 x

12.* Shîrshâsana (sur la tête)  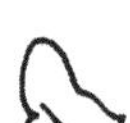 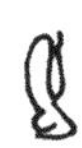 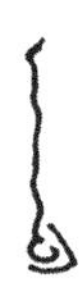 3 x

13.* Méditation (unité) 5 M

14.* Shavâsana (calme)  5 M

OM

1.*	Respiration yoguique complète (développement du prânâ dans le corps)	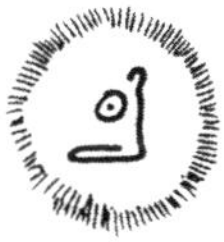	7 x
2.	Murcha (rétention 7 - 30 sec., menton contre la poitrine) Force de volonté		3 x
3.*	Prânâyâma N° 1	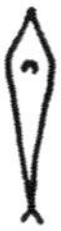	3 x
4.*	Prânâyâma N° 2	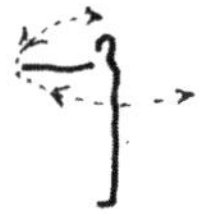	3 x
5.*	Paschimottanâsana (santé)		3 x
6.	Pavanamuktâsana assis (embrasser fortement les genoux)	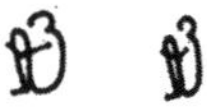	3 x 7 x
7.	Oordva-paschimottanâsana (force de résistance)	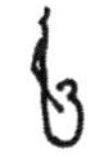	3 x
8.	Bhegâsana (élasticité)	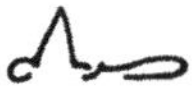	3 x
9.	Padangustâsana (équilibre)	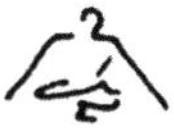	3 x
10.	Ustrâsana (élasticité)		3 x
11.	Exercices pour les pieds		3 M
12.*	Viparîta-karanî avec exercices pour la langue	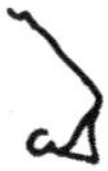	3 x
13.*	Méditation (unité)		5 M
14.*	Shavâsana (calme)	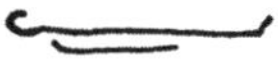	5 M

OM

1.* Respiration yoguique complète (développement du prânâ dans le corps) 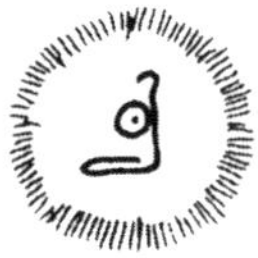 7 x

2. Murcha (rétention 7 - 30 sec., menton contre la poitrine) Force de volonté 3 x

3. Agnisara-dhauti (respiration abdominale accélérée) Pureté 3 x 15 x

4. Shitkari (inspirer entre le bout de la langue repliée et le palais) Pureté 2 x 14 x

5. Pavanamuktâsana (embrasser fortement les genoux) Santé 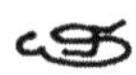 2 x 10 x

6. Stambhâsana (force) 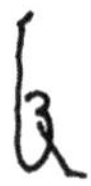 3 x

7. Oordva-paschimottanâsana (force) 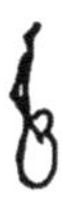 3 x

8. Natashira-vajrâsana (force) 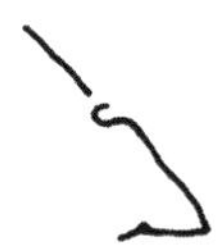 3 x

9.* Dhanurâsana (reins) Pureté 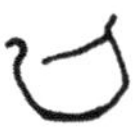 3 x

10. Mayurâsana (force de résistance) 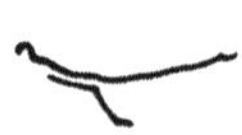 3 x

11. Vrksâsana (L'arbre) 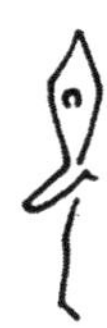 3 x

12.* Sarvangâsana (calme) 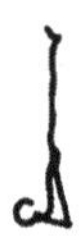 3 x

13.* Méditation (unité) 5 M

14.* Shavâsana (calme)  5 M

OM

1.* Respiration yoguique complète (calme) 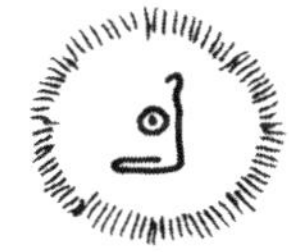 7 x

2. Murcha (rétention 7 - 21 sec., menton contre la poitrine) Force de volonté 3 x

3.* Sukh-pûrvak 4 - 16 - 8 sec. (harmonie et équilibre) 3 x

4. Agnisara-dhauti (respiration abdominale accélérée) Pureté 2 x 14 x

5. Uddiyâna-bandha accroupi (maîtrise de soi) 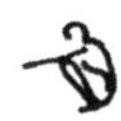 3 x

6. Parschva-padacalanâsana (force) 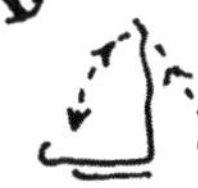 3 x

7. Katikâsana (forme et beauté) 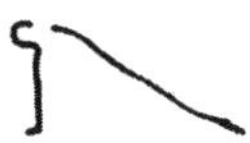 3 x

8. Uttha-janusirâsana (force de résistance) 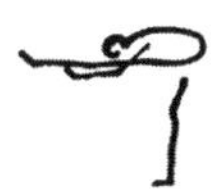 3 x

9. Natajira-vajrâsana (force) 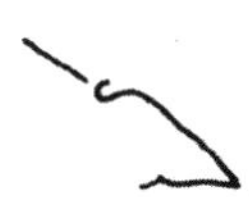 3 x

10. Oordva-paschimottanâsana (assurance) 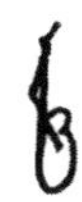 3 x

11. Bhujjangendrâsana (force nerveuse) 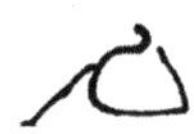 3 x

12.* Viparîta-karanî avec exercices pour les yeux 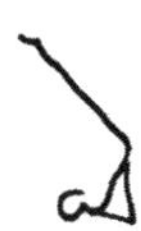 3 x

13.* Méditation (unité) 5 M

14.* Shavâsana (calme)  5 M

OM

1.* Respiration yoguique complète (calme) 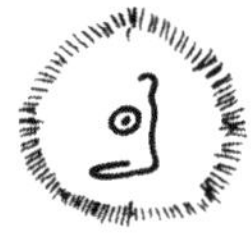 7 x

2. Murcha (rétention 7 - 30 sec., menton contre la poitrine) Force de volonté 3 x

3.* Le souffle qui nettoie 3 x

4.* La respiration qui renforce les nerfs 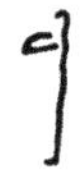 3 x

5. Lauliki-Yoga (pour nettoyer le ventre) 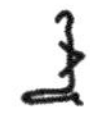 3 x

6. Yoga-mudra avec poings contre le ventre (santé)  3 x

7. Bhujjangendrâsana (colonne vertébrale) Force nerveuse 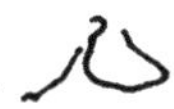 3 x

8.* Ardha-salabhâsana (reins) Pureté 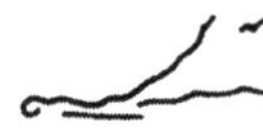 3 x

9.* Salabhâsana (reins) 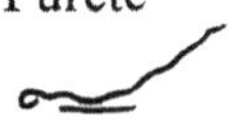 3 x

10.* Padahastâsana (santé) 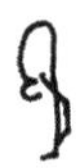 3 x

11. Mantrams:
Ma force de résistance se développe de moment en moment
Tous les organes fonctionnent de mieux en mieux de moment en moment
La cause de tous les dérangements physiques disparaît
Je manifeste la vie dans mon corps et dans mon âme
Calme et paix
OM OM OM 3 x chacun

12.* Sarvangâsana (calme) 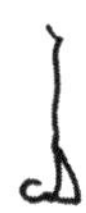 3 x

13.* Méditation (unité) 5 M

14.* Shavâsana (calme) 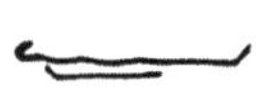 5 M

OM

1.* Respiration yoguique complète avec développement du prânâ dans le corps 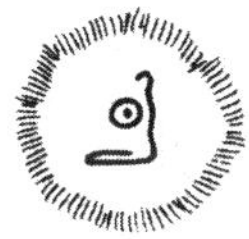 7 x

2. Murcha (rétention 30 sec., menton contre la poitrine) Force de volonté 3 x

3. Exercice de respiration en frappant le thorax 3 x

4. Bhastrikâ (respiration accélérée complète) Pureté 2 x 7 x

5. Vajroli-mudra (force de résistance)  3 x

6. Stambhâsana (force) 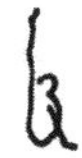 3 x

7. Oordva-paschimottanâsana (force de résistance) 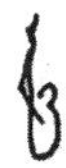 3 x

8. Katikâsana (élasticité) 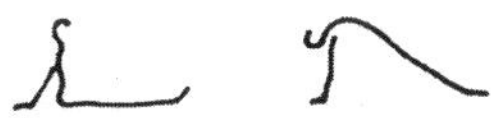 3 x

9.* Bhujjangâsana (reins) Pureté 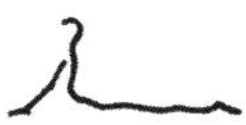 3 x

10.* Dhanurâsana (reins) Pureté 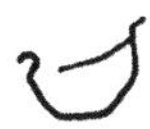 3 x

11. I. A. O. OM 3 x

12.* Halâsana 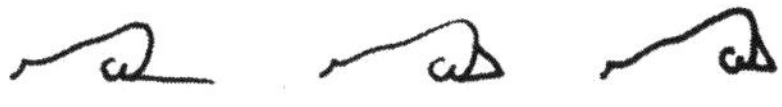 3 x

13.* Méditation 5 M

14.* Shavâsana 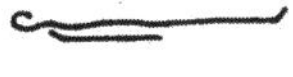 5 M

OM

1.* Respiration yoguique complète (calme) 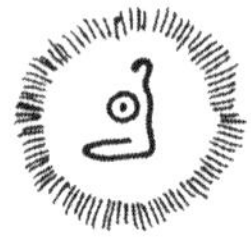 7 x

2. Murcha (rétention 7 - 21 sec., menton contre la poitrine) Force de volonté 3 x

3.* Sukh-pûrvak 4 - 16 - 8 sec. (harmonie et équilibre) 3 x

4. Agnisara-dhauti (respiration abdominale accélérée) Pureté  2 x 14 x

5. Uddiyâna-bandha accroupi (maîtrise de soi) 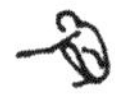 3 x

6. Parschva-padacalanâsana (force) 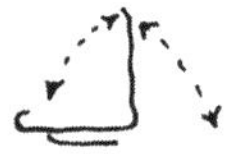 3 x

7. Katikâsana (forme et beauté) 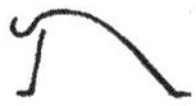 3 x

8. Uttha-janusirâsana (force de résistance) 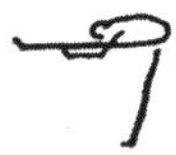 3 x

9. Natajira-vajrâsana (force) 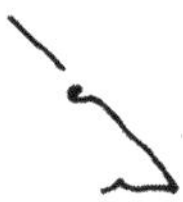 3 x

10. Oordva-paschimottanâsana (assurance) 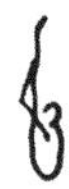 3 x

11. Bhujjangendrâsana (force nerveuse) 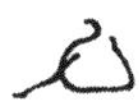 3 x

12.* Viparîta-karanî avec exercices pour les yeux 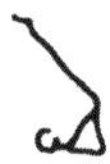 3 x

13.* Méditation (unité) 5 M

14.* Shavâsana (calme) 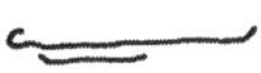 5 M

OM

1.* Respiration yoguique complète avec développement du prânâ dans le corps 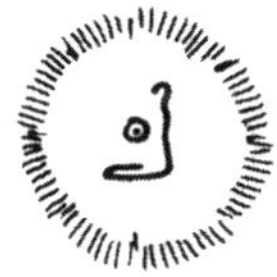 7 x

2. Murcha (rétention 7 - 30 sec., menton contre la poitrine) Force de volonté 3 x

3. Agnisara-dhauti (couché) respiration abdominale accélérée. Pureté 3 x 15 x

4. Shitali (inspirer par le tuyau de la langue) nettoie le sang 2 x 15 x

5. Lauliki-Yoga (massage abdominal) 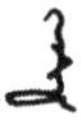 3 x

6. Pavanamuktâsana (embrasser fortement les genoux) Santé 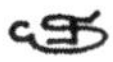 3 x 7 x

7. Uddiyâna-bandha accroupi (rétracter fortement le ventre) 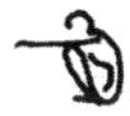 3 x

8.* Trikonâsana (force nerveuse) 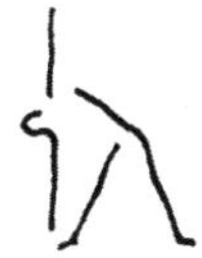 3 x

9.* Ardha-matsyendrâsana II (force nerveuse) 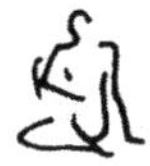 3 x

10.* Ardha-bhujjangâsana (élasticité) 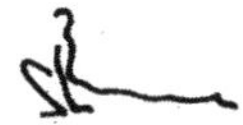 3 x

11.* Ardha-salabhâsana (reins) Pureté 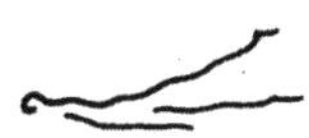 3 x

12. Ardha-sarvangâsana (thyroïde) Calme 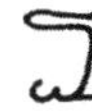 3 x

13.* Méditation (unité) 5 M

14.* Shavâsana (calme)  5 M

OM

1.* Respiration yoguique complète (calme) 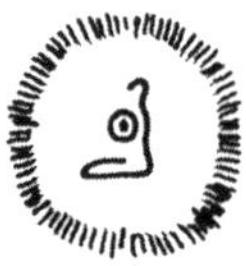 7 x

2. Murcha (rétention 7 - 30 sec., menton contre la poitrine) Force de volonté 3 x

3.* Le souffle qui nettoie 3 x

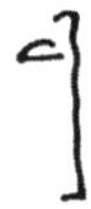

4.* La respiration qui fortifie les nerfs 3 x

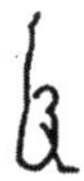

5. Stambhâsana (force de résistance) 3 x

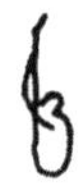

6. Oordva-paschimottanâsana (force) 3 x

7. Yastikâsana (forme et beauté)  3 x

8. Parvatâsana (la montagne) Forme et beauté  3 x

9. Bhujjangendrâsana (reins) Pureté 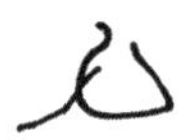 3 x

10. Dhanurâsana (reins) Pureté 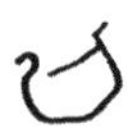 3 x

11. Exercices pour les pieds 3 M

12.* Shîrshâsana ou viparîta-karanî 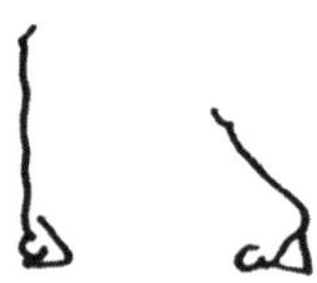 3 x

13.* Méditation (unité) 5 M

14.* Shavâsana (calme)  5 M

OM

1.* Respiration yoguique complète (calme) 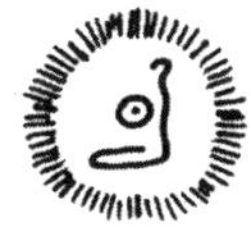 7 x

2. Murcha (rétention 7 - 30 sec., menton contre la poitrine) Force de volonté 3 x

3. Ujjâyi « S » 3 x

4. I. A. O. OM 3 x

5. Pavanamuktâsana (embrasser fortement les genoux) Santé 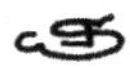 3 x 7 x

6. Yastikâsana (forme et beauté)  3 x

7. Padangustâsana (équilibre) 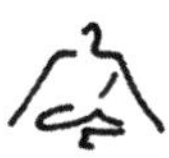 3 x

8. Gokarnâsana (forme et beauté) 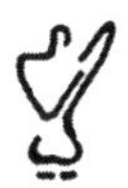 3 x

9. Natarajâsana (équilibre) 3 x

10. Kakâsana (le corbeau) Equilibre 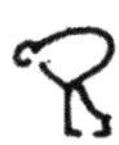 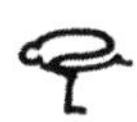 3 x

11.* Paschimottanâsana (santé)  3 x

12.* Viparîta-karanî (rajeunissement) 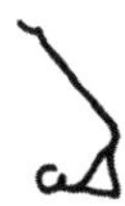 3 x

13. Viparîta-karanî (mains sur les genoux) 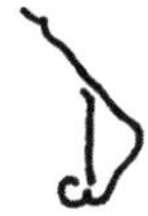 3 x

14.* Méditation (unité) 5 M

15.* Shavâsana (calme actif) 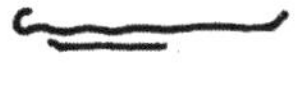 5 M

OM

1.* Respiration yoguique complète (calme) 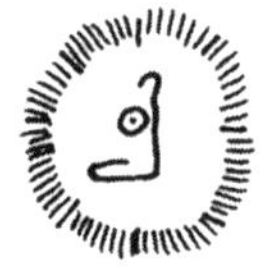 7 x

2. Murcha (rétention 7 - 30 sec., menton contre la poitrine) Force de volonté 3 x

3.* Prânâyâma Nº 3 (force de résistance) 3 x

4.* Prânâyâma Nº 4 (force) 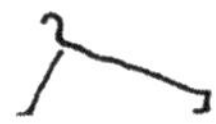 3 x

5. Yoga-mudra avec poings contre le ventre (santé)  3 x

6. Bhujjangendrâsana (force nerveuse) 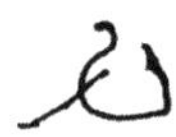 3 x

7.* Ardha-salabhâsana (reins) 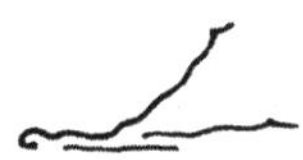 3 x

8.* Padahastâsana (santé) 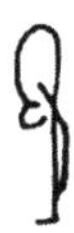 3 x

9.* Uddiyâna-bandha debout (maîtrise de soi) 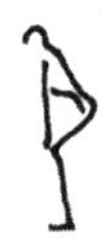 3 x

10. Uddiyâna-bandha accroupi (maîtrise de soi) 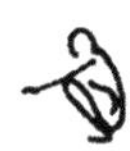 3 x

11. Ardha-matsyendrâsana II (force nerveuse) 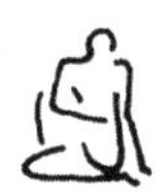 3 x

12.* Shîrshâsana (sur la tête) 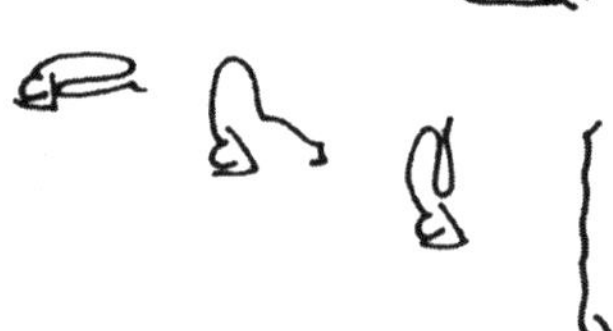 3 x

13.* Méditation (unité) 5 M

14.* Shavâsana (calme)  5 M

OM

Nouveaux exercices respiratoires Prânâyâma et de Hatha-Yoga, leurs effets thérapeutiques

EXERCICES RESPIRATOIRES PRANAYAMA

1. *Agnisara-dhauti*

Assis sur les talons ou couché sur le dos, expirer complètement en pressant les mains contre le ventre. Rétracter fortement le ventre. Inspirer brusquement et rapidement en détendant la paroi abdominale. Puis expirer brusquement et rapidement en rétractant le ventre. Mouvement pareil à un soufflet. Répéter 20 à 30 fois. Pas d'inspirations profondes mais une succession d'inspirations brusques et courtes.

3 séries

Effets : Purifie le sang ainsi que les organes abdominaux. Excellent contre la constipation et ses causes psychiques, contre les impuretés de la peau et le mauvais fonctionnement du foie. Guérit le diabète.

2. *Souffle ardha-HA* 

Couché sur le dos, inspire profondément (respiration yoguique complète). Lève les bras au-dessus de la tête jusqu'à ce qu'ils touchent le sol. Expire brusquement par la bouche en entourant le genou droit des deux bras. Garde la position 10 secondes, puis allonge cette jambe droite sur le sol. Lève les bras au-dessus de la tête. Expire brusquement par la bouche en entourant le genou gauche. En inspirant, lève les bras, puis expire lentement par le nez en abaissant les bras le long du corps.

3 x

Effets : Nettoyage alterné, à gauche et à droite, des organes abdominaux. Excellent contre les troubles circulatoires.

3. *Bhastrikâ*

Il s'agit de la respiration yoguique complète mais exécutée sur un rythme accéléré.
Assieds-toi jambes écartées ou sur les talons. Expire. Inspire brusquement en commençant par le ventre, puis la partie médiane et enfin la partie supérieure. Sans retenir le souffle, expire également brusquement en rétractant tout d'abord la paroi abdominale, puis les côtes et en abaissant les épaules.
Répète 7 à 10 fois. 2 séries

Effets : C'est par la respiration que notre corps peut se nettoyer grâce à l'apport d'un sang riche en oxygène. Les toxines sont naturellement éliminées par :

1. l'expiration
2. les pores
3. la transpiration
4. l'urine
5. les excréments

Cet exercice accélère sensiblement ce processus de nettoyage et le corps se débarrasse ainsi plus rapidement des toxines.

4. *Développement de la force solaire*

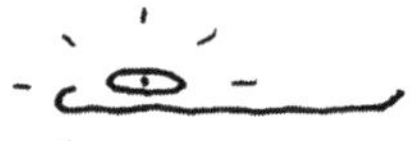

Chaque corps a une radiation de force vitale qui le protège et lui assure une certaine immunité. Cette radiation peut être mesurée à l'aide d'un instrument très sensible tel qu'on le trouve dans un institut de recherche atomique. Or, lorsque ce champ d'énergie s'affaiblit, le corps devient la proie de toutes les influences extérieures et, son immunité perdue, il devient malade. Lorsque le plexus solaire possède assez d'énergie, le corps peut résister à toutes ces attaques.

Exécution: Couche-toi sur le dos. Pose les mains sur le milieu du corps, un peu en dessus du nombril, en prenant soin qu'elles ne se touchent pas. Inspire profondément, remplissant tes poumons de force vitale. Expire très lentement tout en conduisant consciemment cette énergie jusqu'au plexus solaire par le canal des bras et des mains. Le centre nerveux du plexus solaire se trouve dans la colonne vertébrale. Répète 15 à 20 fois.

Effets: Excellent contre la fatigue, la nervosité, l'insomnie et les troubles circulatoires.

5. *Exercice contre les troubles respiratoires*

Inspire profondément (respiration yoguique complète). Expire complètement en exhalant autant d'air que possible. Contracte les muscles du thorax et du ventre. Inspire profondément après 10 à 15 secondes.

6. *Frapper le thorax*

Assieds-toi, jambes croisées. Tout en inspirant très lentement, frappe rapidement le thorax du bout des doigts. Pendant une rétention du souffle d'environ 7 secondes, frappe le thorax avec les paumes. Expire et répète l'exercice après une courte pause. 3 x

Effets: Cet exercice est excellent contre les catarrhes pulmonaires, les bronchites et même une certaine forme d'asthme bronchial. Pareil à tous les autres exercices yoguiques, il guérit la cause de la maladie.

7. *Souffle HA assis*

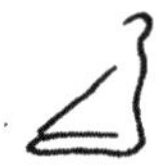

Assis sur les talons ou avec les jambes croisées, inspire profondément. Retiens le souffle pendant 5 secondes. Puis expire par la bouche fortement et brusquement. 3 x

Effets: Les poumons sont ainsi nettoyés jusque dans leurs plus petites parties grâce à un sang plus riche en oxygène. Excellent exercice contre la fatigue.

8. *I.A.O.OM*

Pareille au rayon de soleil qui, à travers un prisme de verre, révèle 7 couleurs, la syllabe OM réunit en soi tous les sons. Tous les yogis savent que le son est la première manifestation divine et c'est ainsi que commence la création. « Au commencement, il y eut le Verbe et le Verbe était avec Dieu. Le Verbe était Dieu » dit la Bible. Tout est créé et animé par le principe créateur — le Logos. Le son est la vibration créatrice qui parcourt l'univers et crée les mondes. Par la répétition de certains sons, nous obtenons un effet thérapeutique sur notre corps tout en élevant notre conscience.
La vibration de IIIIIIIII... pénètre tout le système nerveux et le remplit d'une nouvelle force vitale.
La vibration de AAAAAAAAA... agit particulièrement sur le foie et régénère ainsi le sang.
La vibration de OOOOOOOOO... recharge le cœur et le plexus solaire d'une nouvelle force vitale.
La vibration de OM apporte à tout le corps une nouvelle énergie vitale.
Assis sur les talons ou jambes croisées, les mains sur les genoux et les yeux fermés, inspire profondément. En expirant, prononce en la tenant mais sans la chanter, la lettre IIIIIIII... lui gardant la même qualité de son et de ton.

Inspire profondément et en expirant prononce la lettre AAAAAAAAA... comme tu l'as fait pour le I.
Puis vient la lettre OOOOOOOOO... et enfin OOOOOOOO MMMMMMM...

Effets : La voix devient claire comme du cristal, sûre et décidée. La peur disparaît et la manifestation de l'esprit humain devient consciente.

9. *Murcha*

Assieds-toi, jambes croisées. Inspire profondément et retiens le souffle (de 7 à 30 secondes) en pressant le menton contre la poitrine. Relève la tête et expire lentement. 3 x

Effets : Développe notre force de volonté et de résistance.

10. *Souffle S*

Inspirer profondément. En expirant, prononcer la lettre S aussi longtemps et finement que possible. 3 x

Effets : Fortifie les nerfs.

11. *Shitali*

Forme un tuyau de ta langue et garde-la entre les lèvres. Inspire lentement à travers ce tuyau. Retiens le souffle (10 secondes environ) et expire légèrement et lentement par le nez. 10 fois de suite. 3 séries

Effets : Relaxe immédiatement les nerfs. Très efficace contre les troubles respiratoires, cardiaques et contre une trop grande nervosité. Le sang peut se libérer des toxines, voire des poisons mortels. La peau retrouve son bel éclat en se régénérant. En hiver, cet exercice ne doit se faire qu'à l'intérieur.

12. *Shitkari*

C'est un exercice assez similaire au shitali. Rouler la langue vers l'arrière du palais. Inspirer par la bouche, très lentement, entre le bout de la langue et le palais. Retenir le souffle une dizaine de secondes, puis expirer lentement par le nez, très décontracté. Répéter 7 fois environ. 3 séries

Effets : Pareils à ceux de l'exercice précédent. Accélère le processus d'élimination des toxines.

EXERCICES DE HATHA-YOGA

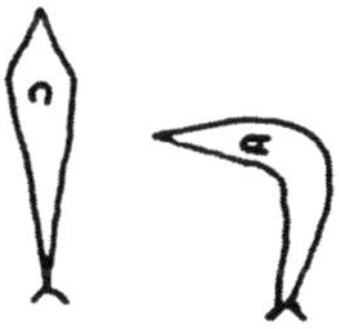

1. *Ardha-chandrâsana I*

Debout, pieds serrés, ventre rentré, soulève le thorax. Inspire profondément en levant les bras au-dessus de la tête, paumes serrées. En expirant, penche-toi à droite. En inspirant, redresse-toi en t'étirant, et en expirant, penche-toi à gauche. Redresse-toi en inspirant et en expirant, abaisse les bras devant toi. Répéter après une courte pause. 3 x

Effets : Stimule notre élasticité et élimine les éventuels dépôts le long de la colonne vertébrale.

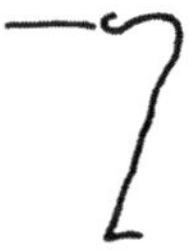

2. *Ardha-chandrâsana II*

Debout, jambes écartées, inspire en levant les bras au-dessus de la tête, paumes serrées. En expirant, penche-toi en arrière aussi loin que possible, les genoux légèrement pliés. En inspirant, redresse-toi et abaisse les bras devant toi. 3 x

Effets : Pareils à ceux de l'exercice précédent, mais plus forts. Circulation stimulée dans le thorax, le visage et le cerveau. Excellent contre la fatigue.

3. *Ardha-halâsana*

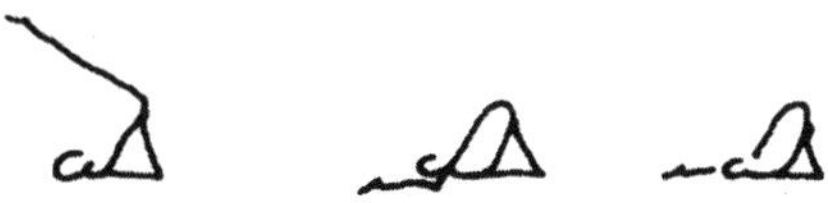

Couché sur le dos, tout à fait détendu, inspire profondément. En expirant, lève les jambes et les hanches. Conduis tes pieds sur le sol aussi loin que possible derrière l'épaule droite. En inspirant, allonge les jambes sur le sol derrière la tête.

En expirant, conduis tes pieds sur le sol aussi loin que possible derrière l'épaule gauche. Continue ainsi, une fois à droite une fois à gauche. Puis, abaisse le corps. Repos sur le dos. Le cœur travaille normalement si tu pratiques une respiration abdominale profonde. 3 x

Effets: Les fonctions de la thyroïde sont ainsi fortement stimulées. Lors d'une digestion trop lente, le mouvement qui comprime le ventre stimule tout le système intérieur, en particulier, le mouvement péristaltique des intestins. Excellent exercice contre la constipation.

4. *Ardha-sarvangâsana*

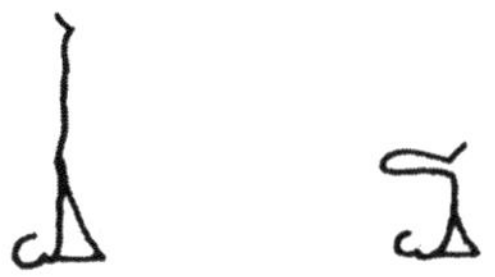

Couché sur le dos, le corps complètement détendu, inspirer profondément. En expirant, lever les jambes et les hanches dans la position de la chandelle. A la prochaine expiration, attirer les genoux sur le front, les talons restent près du corps. Soutenir les hanches avec les mains. Respiration abdominale courte et régulière. Garder la position 30 secondes environ puis relever les jambes et se coucher sur le dos. 3 x

Effets: L'afflux particulièrement fort du sang dans le visage et le cerveau élimine la fatigue. Exercice indispensable pour ceux qui souffrent de maux de tête dus à une tension trop basse et de vertiges dus à des troubles circulatoires. Les cellules nerveuses du cerveau se remplissent d'énergie vitale.

5. *Bhegâsana*

Un exercice par excellence pour les articulations et le développement de l'élasticité. Couché sur le ventre, genoux pliés, saisir les orteils et presser les pieds vers le sol à proximité des hanches. Répéter 6 fois puis détendre les jambes. Poser le front sur les mains. Respirer lentement pendant la pause.

3 séries

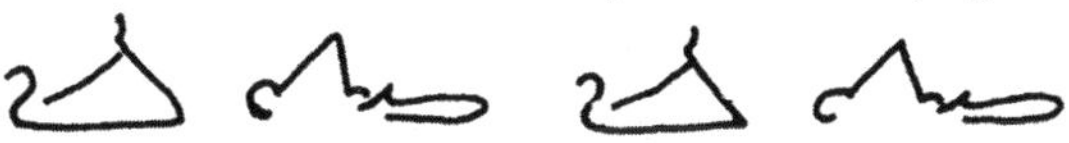

6. *Bhujjangendrâsana*

Excellent massage pour les ganglions et les reins, pour le cou et la colonne vertébrale. La circulation activée dans la colonne fait disparaître toute fatigue. Couché sur le ventre, mains sur le sol au-dessous des épaules, inspirer profondément, soulever la tête et le tronc aussi haut que possible alors que les pieds viennent à la rencontre de la tête, et même la touchent. Après un instant, expirer en se couchant sur le ventre. Repos. 3 x

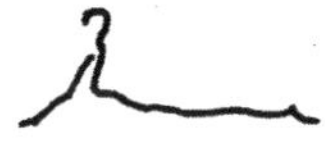

7. *Chakrâsana*

Cet exercice nous permet de contrôler la colonne vertébrale. Les courants de vie positif et négatif, les énergies du soleil et de la lune, nommées HA-THA, sont en parfait équilibre. Un nez bouché se libère.

Couché sur le dos. Plier les genoux en gardant les pieds écartés sur le sol. Les mains sont posées sur le sol, derrière les épaules, doigts vers le corps. En inspirant profondément, soulever tout le corps en formant un pont. En gardant la position, respirer lentement et profondément. Après quelques secondes, abaisser le corps et se reposer sur le dos. 3 x

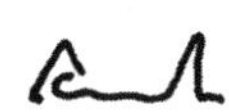

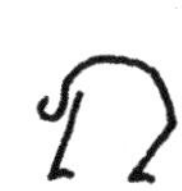

8. *Dhrityâsana*

Exercice fortifiant le bassin, les reins et le ventre. Combat la fatigue.
Assis entre les talons, genoux écartés. Des deux mains, tenir les chevilles ou les talons. En inspirant profondément, lever aussi haut que possible le bassin, les reins et le thorax et laisser pendre la tête en arrière. Garder cette position quelques instants en respirant profondément. En expirant, ramener les genoux et les pieds, s'asseoir sur les talons, se pencher en avant et poser le front sur les deux poings superposés.
3 x

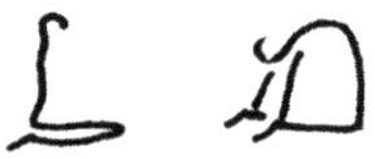

9. *Dolâsana*

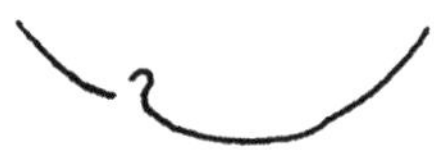

Cet exercice est destiné à animer consciemment tout le corps avec forme et beauté. A plat ventre, bras étendus sur le sol en avant. En inspirant profondément, lever les bras, la tête, le thorax et les jambes aussi haut que possible. En expirant, abaisser le corps. Répéter ce mouvement 3 fois, puis se reposer. 3 séries

10. *Ekapadahastâsana I*

Accroupi, paumes sur le sol, allonger les genoux. Inspirer et lever la jambe droite, expirer en descendant cette jambe. Inspirer et lever la jambe gauche, expirer en descendant cette jambe. Répéter 2 fois chaque mouvement. S'asseoir sur les talons, se pencher en avant et se reposer. 3 séries

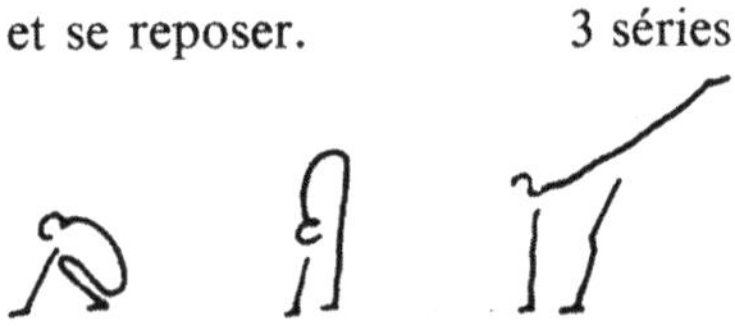

11. *Ekapadahastâsana II*

Accroupi, paumes sur le sol, allonger les genoux. En inspirant, lever la jambe vers le côté, à droite, et en expirant, la redescendre. Exécuter le même mouvement avec la jambe gauche. (Attention: bien lever la jambe vers le côté et non pas vers l'arrière.) Répéter deux fois et s'asseoir sur les talons. Repos.

3 séries

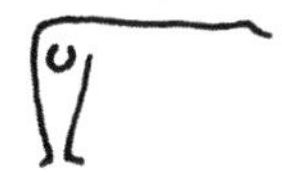

Effets: Cet exercice fait beaucoup travailler les hanches, le ventre, le bassin et les jambes.

12. *Exercices pour renforcer la colonne vertébrale*

a) Assis, les genoux repliés, les mains sur le sol derrière soi, soulever les hanches aussi haut que possible et faire à quatre pattes 10 pas lents en avant puis 10 pas lents en arrière. Repos pour quelques instants et répéter l'exercice.

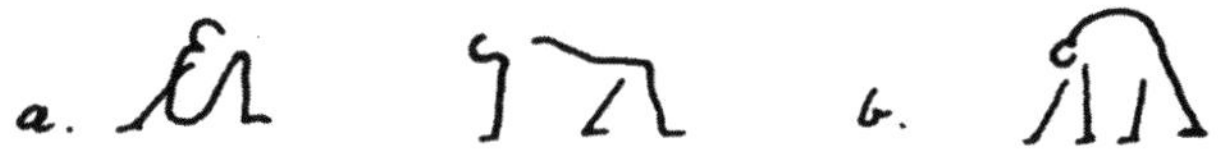

Effets: « Le corps ne vit que si son habitant le fait vivre. » Ce mouvement à quatre pattes fait vivre le dos ainsi que tous les muscles. La conscience est ainsi dirigée vers chaque partie du dos, des bras, des jambes et du thorax. Le corps devient élastique et conscient tout en restant détendu.

b) Une variante de cet exercice consiste à marcher à quatre pattes, paumes sur le sol et genoux raides.

13. *Exercices pour les muscles des jambes et du ventre*

Ces exercices sont tout indiqués pour renforcer un ventre trop négligé, le bassin, les reins (sacrum) et les hanches:

a.

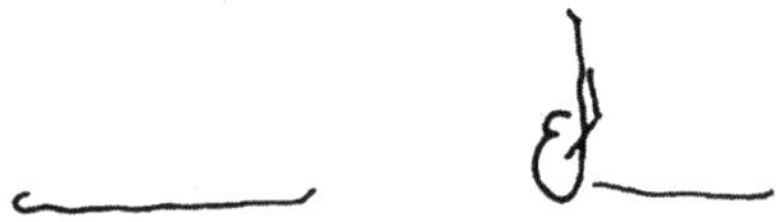

a) Couché sur le dos, inspirer profondément. En expirant, s'asseoir en levant la jambe droite tendue à la verticale. Saisir la cheville droite des deux mains et poser le front sur le genou. Se coucher en inspirant, puis en expirant, s'asseoir en levant la jambe gauche tendue à la verticale, saisir la cheville gauche et poser le front sur le genou. Se coucher en inspirant et se reposer. 3 x

b.

b) Assis, jambes écartées, les mains sur le sol derrière soi. En inspirant, soulever le bassin et les reins aussi haut que possible mais *très lentement et prudemment*. En expirant, abaisser le corps puis se coucher sur le dos. Respiration abdominale pour se reposer. 3 x

c.

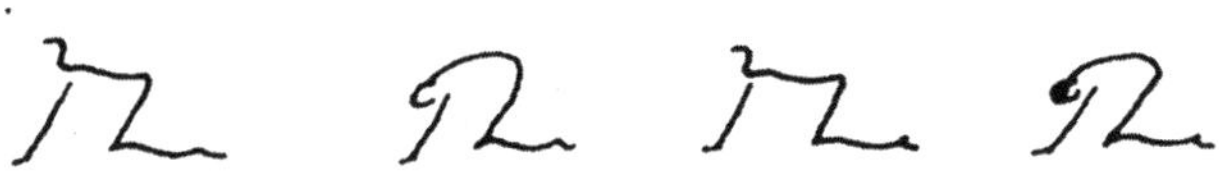

c) A quatre pattes, genoux et mains sur le sol, sans bouger le corps. En inspirant, abaisser les reins afin de former un creux et lever la tête. En expirant, rentrer le ventre, soulever les reins et baisser la tête. A faire 4 ou 5 fois de suite. S'asseoir sur les talons et poser la tête sur les deux poings superposés. 3 séries

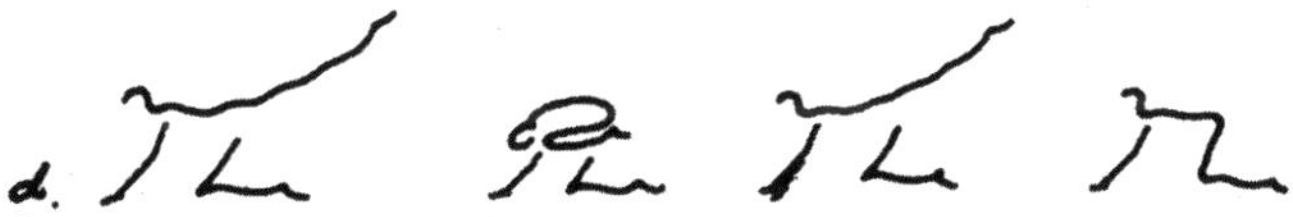

d) A quatre pattes. En inspirant lever la jambe droite haut en arrière, lever également la tête. En expirant, amener le genou droit sur le front. En inspirant, lever à nouveau la jambe droite haut en arrière et en expirant, ramener cette jambe sur le sol. Exécuter le même mouvement avec la jambe gauche. Répéter l'exercice et se reposer comme précédemment, la tête sur les deux poings. 3 séries

e) Excellent exercice pour toutes les articulations, contre les hanches trop importantes et les dépôts de graisse sur le ventre. A quatre pattes, inspirer profondément. En expirant, faire glisser la jambe droite entre les mains jusqu'à ce qu'elle soit tendue en avant. Toucher du front le genou droit et en inspirant, ramener cette jambe à la position originale. Puis, en expirant faire glisser la jambe gauche entre les mains et toucher du front le genou gauche. En inspirant ramener cette jambe à la position originale. En expirant, se pencher en avant et se reposer. 3 x

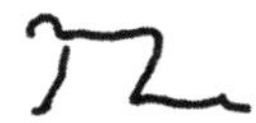

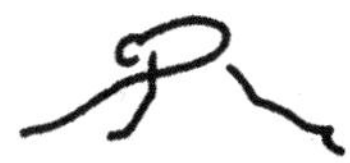

f) Debout, jambes très écartées. En expirant, se pencher en avant jusqu'à ce que les paumes, les coudes et le front reposent sur le sol. Continuer à respirer en gardant la position 5 à 10 secondes. Se relever et serrer les pieds. 3 x

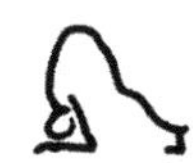

g) Excellent pour renforcer la colonne vertébrale et les reins et contre les douleurs de la région sacrale. Debout, pieds serrés. En inspirant, lever les bras au-dessus de la tête. En expirant, se pencher en avant jusqu'à ce que le tronc soit parallèle avec le sol. Cet exercice imprime au bassin un léger mouvement vers l'arrière. Se relever en inspirant et se pencher en expirant. 3 à 5 fois de suite. Repos. 3 séries

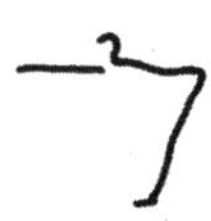

14. *Exercices pour les pieds*

Pour ceux qui suivent intensivement ce cours de Hatha-Yoga, ces exercices doivent être faits quotidiennement pendant 2 à 3 minutes, à n'importe quel moment de la journée. Marche tout autour de ta chambre sur la pointe des orteils, pendant environ 1 minute. Puis, marche normalement en roulant le pied: d'abord le talon, puis la semelle, enfin les orteils. 1 minute. Marche ensuite sur les talons seulement, genoux raides, orteils en l'air. 1 minute et relaxe-toi en marchant normalement, soit talon, plante et orteils. Fais 20 à 30 pas en marchant sur les côtés extérieurs des pieds, genoux raides, puis repose-toi en marchant normalement. Marche ensuite en formant une voûte avec les pieds: seuls les talons et les deux gros orteils touchent le sol. Les genoux restent raides, la voûte plantaire devant être assez soulevée pour laisser passer une boule de la grosseur d'une pièce d'un franc.

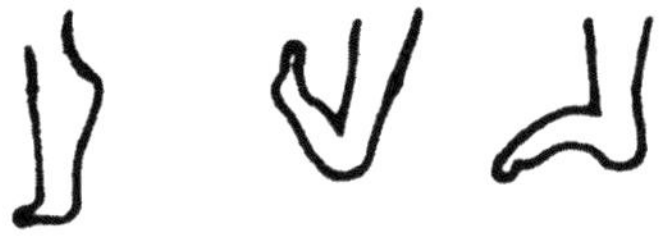

Effets: Ces exercices corrigent les pieds plats et les voûtes plantaires affaissées à condition toutefois de les exécuter chaque jour.

15. *Gokarnâsana*

Avec forme et beauté, cet exercice rend le corps plus conscient. Couché sur le dos, allonge ton bras gauche sur le sol, derrière la tête. Avec la main droite, saisis le pied droit, tends la jambe de côté sur le sol de manière à ce que tes deux jambes forment un angle

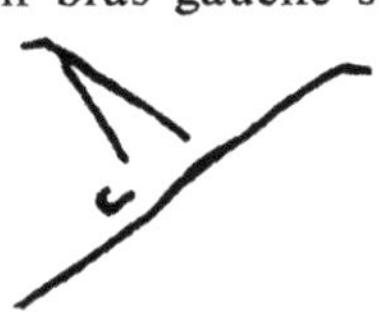

droit. Garde la position 20 secondes environ en respirant régulièrement et profondément puis exécute l'exercice de l'autre côté. 3 x

16. *Gomukhâsana*

Cet exercice fortifie les muscles des épaules, des bras et du dos et assouplit les articulations du tronc. Une véritable bénédiction contre les douleurs rhumatismales car il intensifie la circulation dans les articulations.

Assis sur les talons, pose ta main gauche au milieu du dos, par le bas, et tiens cette main par le haut à l'aide de la main droite de manière à ce que le coude droit soit forcé vers le haut. Exécute le mouvement avec les deux bras alternativement.

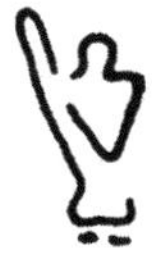

17. *Halâsana - variante*

Couché sur le dos, soulever les jambes et les hanches jusqu'à ce que les pieds touchent le sol derrière la tête. Ecarter les jambes. Garder la position 15 à 20 secondes en respirant légèrement puis abaisser le corps. Repos très détendu. 3 x

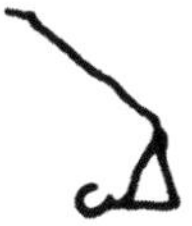

Excellent exercice pour fortifier la colonne vertébrale et les reins.

18. *Hasta-padâsana*

Assis, les jambes très écartées. Inspirer profondément puis, en expirant, se pencher en avant, saisir les chevilles et, si possible, poser le front sur le sol. Se redresser après 5 secondes environ et continuer à respirer profondément. 3 x

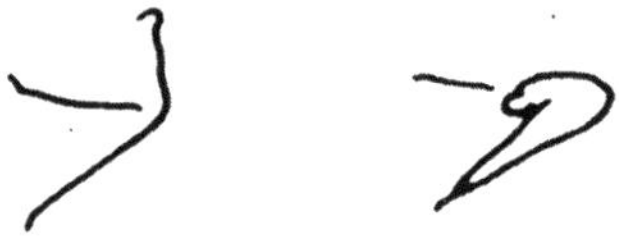

Excellent pour la colonne vertébrale, les reins, le bassin et les jambes.

19. *Janusirâsana horizontal*

Assis, la jambe droite écartée et la jambe gauche repliée de manière à ce que la plante du pied gauche soit en contact avec la cuisse droite. Se pencher sur la jambe droite, saisir les orteils ou la cheville avec les deux mains. En même temps, tourner l'épaule droite vers le bas et l'épaule gauche vers le haut. Respirer très lentement et profondément. Faire ensuite l'exercice avec la jambe gauche. 3 x

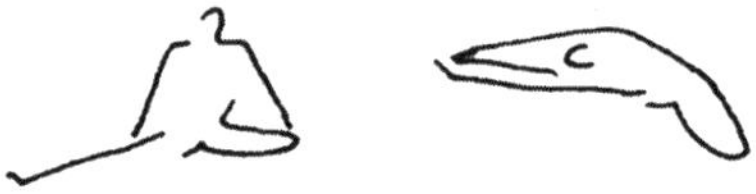

Les effets sont pareils à ceux de l'exercice suivant.

20. *Janusirâsana vertical*

Cet exercice amène les forces du soleil et de la lune, les énergies vitales positive et négative, à un équilibre parfait dans tout le corps. La force de résistance augmente et nous développons ainsi une immunité naturelle dans le corps. Assis, la jambe droite repliée, la jambe gauche levée à la verticale. Des deux mains, tenir la cheville gauche et poser le front sur le genou gauche. Respirer légèrement. Faire le même exercice à droite. 3 x

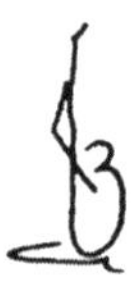

21. *Kakâsana*

Cet exercice stimule l'équilibre, la confiance en soi et l'esprit de décision.
Accroupis-toi sur les orteils, jambes écartées. Pose les mains devant toi sur le sol. Les genoux viennent sur les coudes et le poids du corps est transféré sur les avant-bras et les coudes. Essaie de soulever les pieds. Avec un peu d'exercice, tu y arriveras.

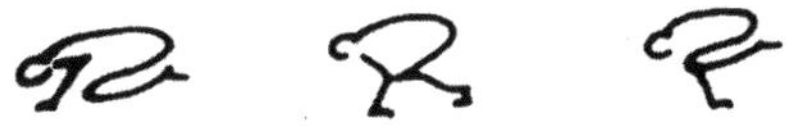

22. *Katikâsana*

Assis sur le sol, jambes étendues, pieds serrés, mains posées sur le sol derrière soi. En inspirant, lever le bassin aussi haut que possible et en expirant s'asseoir à nouveau. Répéter 3 ou 4 fois, puis plier les genoux et se reposer, les mains et le front sur les genoux. 3 x

Effets : Particulièrement important pour vitaliser la colonne vertébrale.

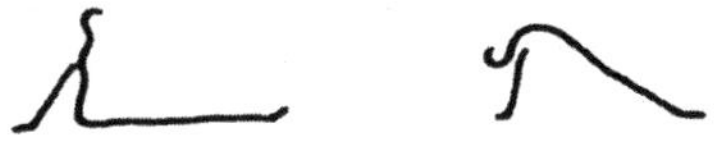

23. *Konâsana*

Debout, jambes écartées, mains croisées derrière le dos. Inspirer profondément. Expirer en se penchant en avant à droite et, si possible, venir avec le front sur le genou droit. En inspirant, se relever et en expirant, se pencher en avant vers la jambe gauche, front sur le genou gauche. Inspirer en se relevant. Continuer à respirer profondément, tout à fait détendu. 3 x

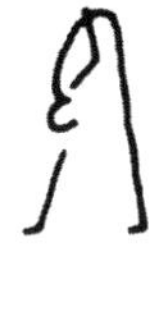

Effets: Renforce les organes internes et empêche toute stagnation dans l'estomac, le foie et principalement dans les intestins.

24. *Lauliki-Yoga*

Assis sur les talons, les mains sur le ventre. Inspirer profondément en bombant la paroi abdominale. En expirant, masser fortement des deux mains tout l'abdomen.
En inspirant, bomber la paroi abdominale, en expirant, masser fortement le ventre. Répéter 7 à 10 fois. Puis se pencher en avant et se reposer. 3 séries

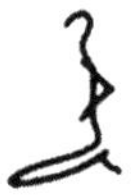

Effets: C'est un massage général pour tous les organes abdominaux. Excellent contre l'hyperacidité gastrique, un mauvais fonctionnement des glandes digestives, le diabète et la constipation. A éviter pendant les règles.

25. *Maha-mudra*

Assis, la jambe droite allongée et écartée, la jambe gauche repliée de manière à ce que le pied gauche touche la cuisse droite. Se pencher en avant sur la jambe droite et saisir le pied des deux mains. Inspirer profondément, expirer fortement en rétractant le ventre, pressant le menton contre la poitrine et en contractant l'anus. Rétracter le ventre: Uddiyâna-bandha. Menton pressé contre la poitrine = Jalandara-bandha. Contracter l'anus = Mula-bandha. Garder la position 5 à 7 sec. puis inspirer et expirer. Répéter le même mouvement à gauche. 3 x

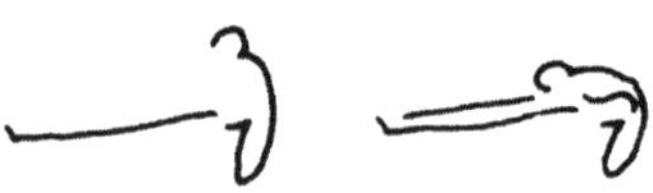

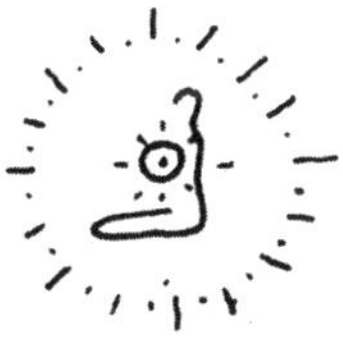

26. *Mantrams*

Le Mantra-Yoga consiste à développer de l'énergie par les sons. Aux Indes, ce Yoga est également pratiqué pour améliorer la santé corporelle, développer les facultés de concentration et pour éveiller les centres spirituels latents. C'est par les pensées, les paroles et les actions que les impressions de chaque jour s'amassent dans l'inconscient de l'être humain. Or, celui qui pratique le Yoga s'efforce de ne récolter que des impressions positives, bénéfiques et constructives.
Assis, dos droit, yeux fermés, sans pensées ni sentiments, concentre-toi sur le « JE » au centre du cœur et répète à voix basse ou à mi-voix les pensées suivantes:

— Je suis libre de tout lien. Je suis libre. Je suis libre.
— Ma force de résistance se développe de moment en moment.
— Ma force de volonté se développe de moment en moment.
— La cause des dérangements physiques disparaît.
(ne mentionner que si cela est nécessaire)
— Je suis sans crainte. Je suis sans crainte. Je suis sans crainte.
— Je manifeste la vie dans mon corps et dans mon âme.
— Equilibre parfait dans mon corps et dans mon âme.
— Calme et paix. Calme et paix. Calme et paix.
— Je suis conscient dans mon corps et dans mon âme.
— Santé parfaite et force.

Comme une plante que l'on arrose à sa racine, ces ordres, dispensateurs de force, de vie et de liberté, agissent activement. Ces mantrams peuvent être dites pendant les exercices ou au lit, avant de s'endormir.

27. *Nata-padâsana*

Avec l'âge, l'être humain a la fâcheuse tendance de négliger sa posture, par paresse et par confort, et il s'habitue à avoir un dos rond. Une cambrure trop prononcée est à l'origine de maintes fatigues et douleurs dans le dos et les reins. Cet exercice renforce la colonne vertébrale et soulage les reins. Couche-toi sur le dos, jambes à la verticale. Les reins restent ainsi sur le sol. En inspirant, abaisse la jambe droite sur le sol, à droite. En expirant, ramène-la à la verticale. Puis, c'est au tour de la jambe gauche pour faire l'exercice à gauche. 3 x

28. *Natarajâsana*

Excellent exercice de concentration et d'équilibre.
Debout sur la jambe droite, tiens ton pied gauche avec la main gauche. Penche-toi un peu en avant, bras droit tendu. Garde la position quelques secondes en respirant calmement. Puis, exécute l'exercice avec la jambe gauche. 3 x

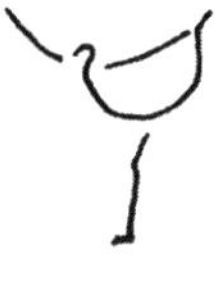

29. *Natashira-vajrâsana*

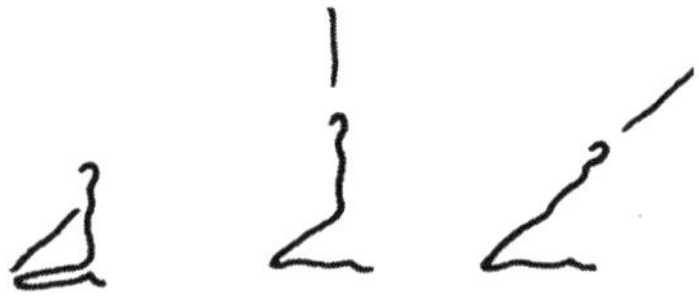

Cet exercice stimule notre esprit de décision et notre sentiment de stabilité.
Assis sur les talons, mains sur les genoux, inspire profondément en te levant sur les genoux. En expirant, toujours à genoux, penche-toi en arrière aussi loin que possible en

gardant le corps raide et les bras allongés. En inspirant, reviens à la verticale et en expirant, assieds-toi sur les talons, mains sur les genoux. 3 x

30. *Oordva-paschimottanâsana*

Voir la description de l'exercice N° 46.

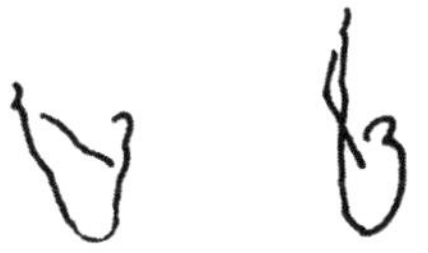

31. *Padangustâsana*

Stimule notre concentration et améliore notre regard intérieur. Accroupi sur les orteils, les mains le long du corps appuyées sur le sol, pose ton pied gauche sur la cuisse droite, tout en t'asseyant sur le talon droit. En respirant calmement, soulève les mains jusqu'à la hauteur des épaules environ. Change de jambe. 3 x

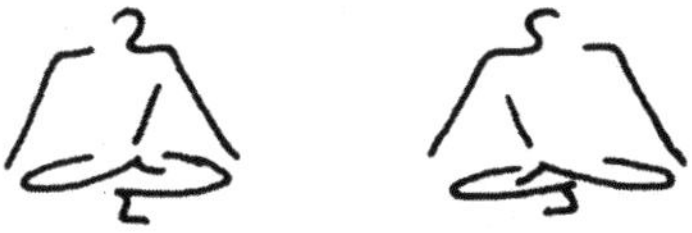

32. *Parchva-bhunamanâsana*

Assis, jambes très écartées, mains croisées derrière le dos, inspire profondément. En expirant, penche-toi sur la jambe gauche, front sur le genou. Relève-toi en inspirant profondément. En expirant, penche-toi sur la jambe droite, front sur le genou. Relève-toi en inspirant et détends-toi. 3 x

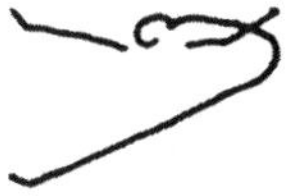

Effets : Renforce la colonne vertébrale et stimule les fonctions des organes internes.

33. *Parchva-padacalanâsana*

Couché sur le dos, jambes levées à la verticale, les bras le long du corps. Inspirer et en expirant, abaisser les deux jambes près du sol à droite. En inspirant, les relever à la verticale. En expirant, les abaisser sur le sol à gauche. 3 x

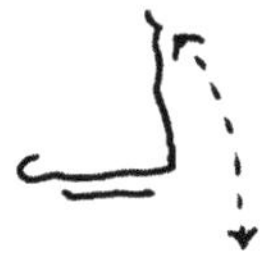

Effets : Renforce les jambes et stimule notre esprit de décision.

34. *Parvatâsana (posture de la montagne)*

Assis, jambes croisées ou sur les talons. En inspirant, lever les bras et joindre les paumes juste au-dessus de la tête. Retenir le souffle, allonger les bras aussi haut que possible et garder la position pendant environ 7 secondes. En expirant, ramener les mains sur les genoux. Exécuter cet exercice 3 fois de suite. 3 séries

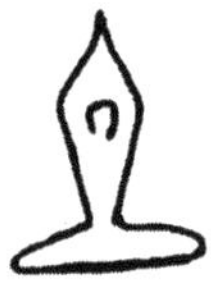

Effets : Développe notre force de volonté et de résistance.

35. *Pavanamuktâsana*

Couché sur le dos, entoure les genoux légèrement des deux bras. Inspire profondément et en expirant, embrasse brusquement les genoux en les attirant fortement contre le ventre. Inspire en libérant les genoux, expire en les embrassant brusquement et fortement. Ce mouvement doit être exécuté une dizaine de fois. Détendre les jambes et repos. 3 séries

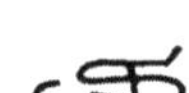

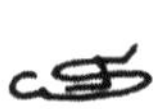

Effets : Le sang est chassé brusquement hors du ventre puis revient fortement, exerçant un massage très actif sur tous les organes internes en les revitalisant. La constipation, véritable empoisonnement pour le corps, peut être guérie par cet exercice. Excellent contre le diabète et les maladies rénales.

36. *Pavanamuktâsana assis*

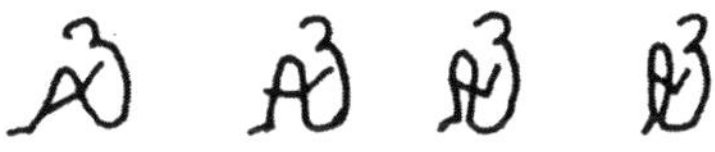

Assis sur le sol, entoure tes genoux légèrement des deux bras et inspire profondément. En expirant, attire brusquement les genoux contre le ventre. A exécuter 7 à 10 fois de suite. Puis, repose-toi en posant le front sur les genoux.
Les effets sont identiques à ceux de l'exercice précédent.

37. *Sarvangâsana - variante*

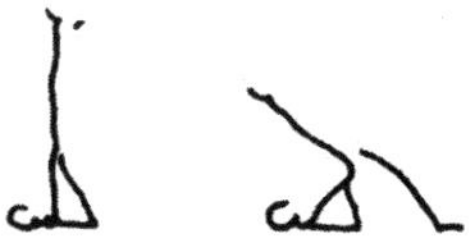

Couché sur le sol ; en expirant, lever les jambes et les hanches à la verticale, position de la chandelle, les mains supportant les hanches. En respirant calmement, abaisser la jambe droite, genou fortement plié, jusqu'à ce que le pied touche le sol. Même exercice avec la jambe gauche. Après 2 ou 3 mouvements, abaisser le corps. Repos. 3 séries

Avec un peu de pratique, on peut, une fois que le pied droit est sur le sol, essayer prudemment d'abaisser également le pied gauche. Les mains supportent les hanches. Après quelques secondes, allonger la jambe droite, puis la gauche à la verticale. Abaisser le corps et repos.

Effets: La forte pression exercée sur la région des reins accélère l'élimination des toxines dans les organes.

38. *Simhâsana*

Assis, jambes croisées ou sur les talons, mains sur les genoux. En expirant, tirer la langue aussi loin que possible. En inspirant, rouler la langue et la presser fortement contre le palais.
7 à 10 fois

Effets: L'un des meilleurs exercices contre les refroidissements, les inflammations de la gorge et des amygdales, la circulation étant intensifiée dans ces organes. Cet exercice est à recommander à tous ceux qui doivent beaucoup parler, professeurs, chanteurs, etc.

39. *Stambhâsana*

Assis, les genoux attirés contre le ventre, les mains derrière soi, appuyées sur le sol. Lever les jambes à la verticale en respirant lentement. Garder la position 20 à 30 secondes. Puis repos, le front et les mains sur les genoux. 3 x

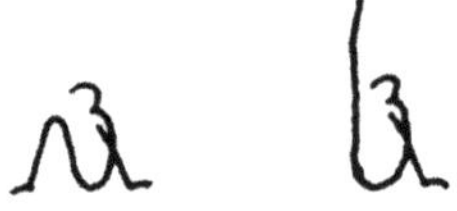

Effets: Renforce notre force de résistance et notre capacité de concentration ainsi que notre esprit de décision.

40. *Tadaghi-mudra*

Couché sur le dos, inspire en levant les bras au-dessus de la tête jusque sur le sol. En expirant, assieds-toi, penche-toi en avant et saisis tes chevilles. Sans respirer, rétracte fortement le ventre. Garde la position 5 - 7 secondes, et en inspirant profondément, recouche-toi. Repos. 3 x

Effets : La pression exercée sur tout l'abdomen donne un très bon massage dont l'effet est encore accentué par le massage indirect provoqué par la rétraction du ventre. Cet exercice augmente la force de résistance intérieure, et la digestion ainsi stimulée, évite toute stagnation dans l'estomac, le foie et principalement dans les intestins. Excellent exercice contre l'hyperacidité gastrique, les calculs biliaires et rénaux. Une plus grande concentration et un meilleur regard intérieur sont les effets psychiques de cet exercice.

41. *Trataka*

Assis, jambes croisées, fixe un point droit devant toi, sur un mur. Garde les yeux grand ouverts. A chaque respiration, conduis consciemment la force vitale dans les yeux. Seulement quand les yeux brûlent, repose-toi un instant, puis reprends l'exercice. Garde les yeux ouverts aussi longtemps que possible sans cligner. Avec un peu d'entraînement, tu arriveras à les garder ouverts 5 minutes.

Effets : Par une respiration consciente et régulière, le prânâ est conduit dans les nerfs optiques. Les artères amènent un sang riche en oxygène dans le centre et dans toute la périphérie des yeux, éliminant ainsi les toxines. C'est le meilleur exercice pour revitaliser les yeux. Les yogis nous apprennent qu'il guérit toutes les maladies des yeux. En outre, il nous aide à mieux regarder vers l'intérieur et nous donne maîtrise et assurance.

42. *Trikonâsana et ses variantes*

a) Debout, pieds serrés, inspire profondément. En expirant, penche-toi en avant en gardant la tête très haut et en touchant le sol du bout des doigts. Garde la position pendant quelques secondes sans respirer. En inspirant, relève-toi et expire. Repos. 3 x

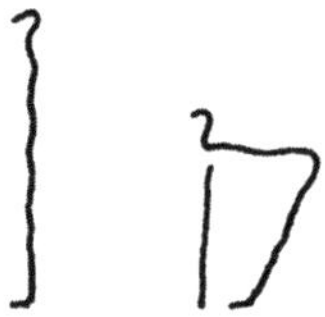

Effets: La circulation est ainsi stimulée dans la région des hanches et fait disparaître d'éventuels dépôts. Cet exercice renforce notre indépendance et notre intégrité.

b) Debout, jambes écartées. En inspirant profondément, lever les bras à hauteur des épaules, paumes tournées vers le haut. En expirant, venir avec la main droite sur le pied gauche en tournant le corps à gauche aussi loin que possible. En inspirant, se relever en gardant les bras horizontaux. En expirant, venir avec la main gauche sur le pied droit en tournant le corps à droite. Se redresser en inspirant, bras levés, tourner les paumes vers le bas, et en expirant, abaisser les bras.

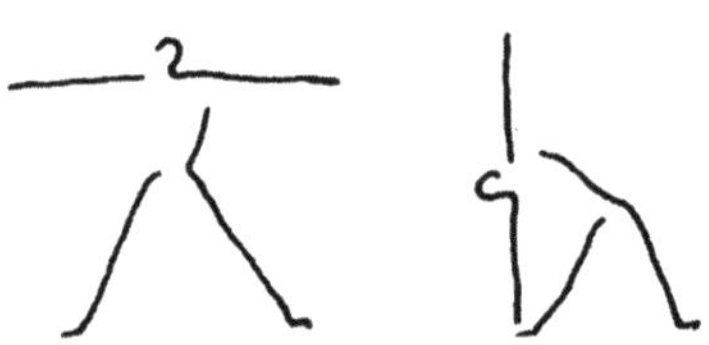

3 x

c) Debout, jambes écartées. En expirant, toucher le pied droit avec la main droite, le genou droit doit être plié et le bras gauche parallèle avec le sol, allongé par-dessus la tête. Garder la position 5 secondes, puis en inspirant se redresser, bras horizontaux. En expirant, toucher le pied gauche avec la main gauche, le genou gauche doit être plié et le bras droit parallèle avec le sol, allongé par-dessus la tête. Garder la position 5 secondes, puis se relever en inspirant, bras horizontaux. En expirant, abaisser les bras. Repos.

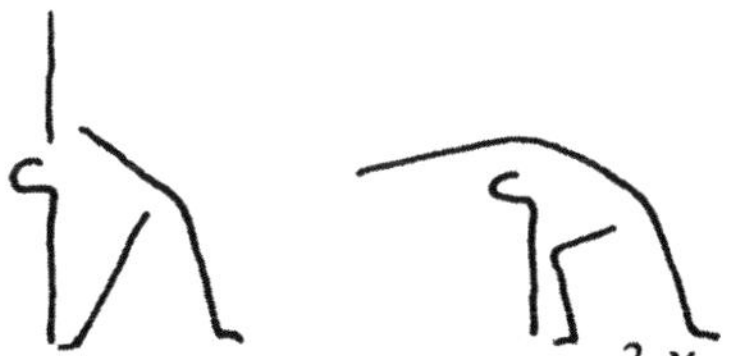

3 x

Effets : Cet exercice impose une gymnastique latérale à la colonne vertébrale. Les muscles latéraux du tronc sont alternativement tendus et relâchés. Le tronc se penche à droite et à gauche exigeant la participation de chaque muscle dorsal. Les muscles latéraux et la colonne vertébrale sont revitalisés. Les vertèbres subissent une pression latérale et une tension. La colonne vertébrale devient plus élastique, les hanches et toute la musculature restent en bon état. Cet exercice est excellent pour accélérer une convalescence après des maladies infectieuses, car il stimule l'élimination des toxines s'attardant dans l'organisme. Bien des infections latentes peuvent être éliminées.

43. *Uddiyâna-bandha accroupi*

Accroupi, inspire profondément. Après une expiration, rétracter fortement le ventre. Garder la position 7 à 10 secondes, puis inspirer profondément.

3 x

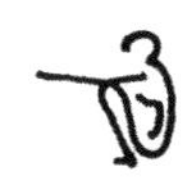

44. *Uddiyâna-bandha - variante*

Debout, jambes écartées, inspire profondément. Après une expiration, rétracter fortement le ventre, les bras sont levés au-dessus de la tête de manière à former un X avec les jambes. Inspire profondément et en expirant, abaisse les bras devant toi. 3 x

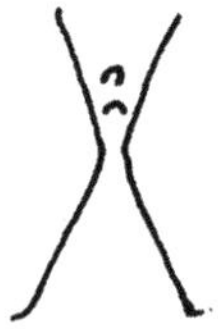

Effets : La forte rétraction du diaphragme exerce un excellent massage sur les organes abdominaux. Particulièrement recommandé à tous ceux qui souffrent d'une descente d'estomac, des reins ou de la matrice. Aide à sublimer les forces sexuelles. Très efficace contre des éjaculations trop fréquentes chez les jeunes gens.

45. *Ustrâsana* - Posture du chameau

Assis sur les talons, pieds serrés. En tenant les chevilles des deux mains, soulève les reins et le bassin aussi haut que possible. Garde cette position en respirant profondément pendant 5 à 10 secondes. Assieds-toi ensuite sur les talons, penche-toi en avant et pose le front sur tes deux poings superposés. Repos. 3 x

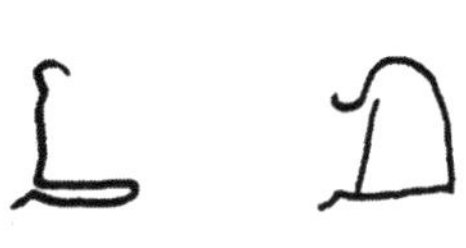

Effets : Excellent contre la graisse superflue sur le ventre et les hanches. La combustion est accélérée et la digestion améliorée.

46. *Oordva-paschimottanâsana*

Assis, les genoux repliés attirés contre le ventre. Saisis les chevilles des deux mains, lève les jambes à la verticale. En expirant, pose le front sur les genoux tendus. Après 5 secondes, abaisse les jambes et repos. 3 x

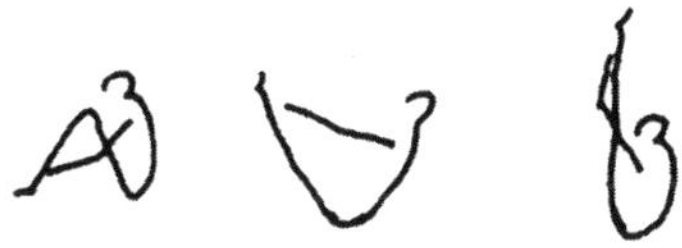

Effets : La très forte pression exercée sur l'abdomen vide les organes internes de tout leur sang. La relaxation qui suit provoque un afflux subit de sang très riche en oxygène par l'arcus aorta et l'aorta abdominalis. L'estomac, le foie, la rate, les reins et les intestins sont renforcés et revitalisés. Les maladies et les troubles de ces organes sont guéris. Excellent exercice contre le diabète : le pancréas fonctionne normalement à nouveau.

47. *Vajrâsana* - Posture du diamant

Assieds-toi sur les talons. Penche-toi en arrière en prenant appui sur les coudes. Soutiens les hanches avec les mains et soulève-les aussi haut que possible. La tête pend en arrière et touche le sol. Respire calmement. Garde la position un instant puis redresse-toi et pose ton front sur les deux poings superposés. Avec un peu de pratique, le ventre et les hanches restent en l'air, formant un pont. Essaie de poser alors les mains sur les cuisses. 3 x

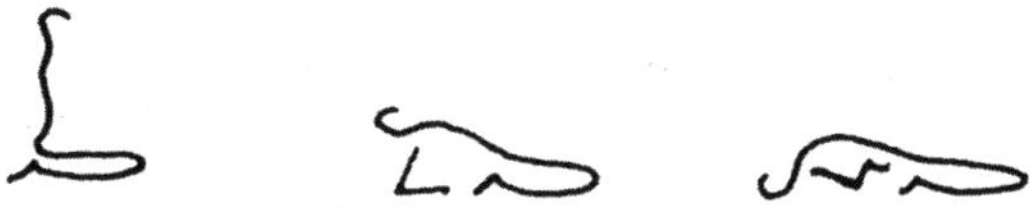

Effets : Comme son nom l'indique, cet exercice donne la solidité du diamant. La circulation est ralentie dans le bas du corps mais très intensifiée dans les organes abdominaux, le thorax, la thyroïde, le visage et le cerveau. Excellent contre les troubles respiratoires et cardiaques. La fatigue dans les yeux et le cerveau disparaît rapidement. L'acuité visuelle est accrue.

48. *Vajroli-mudra*

Assis, les genoux pliés contre le ventre, les paumes sur le sol devant soi. En respirant régulièrement, lever les jambes. Garder la position 20 secondes environ. Repos, les mains et le front sur les genoux. 3 x

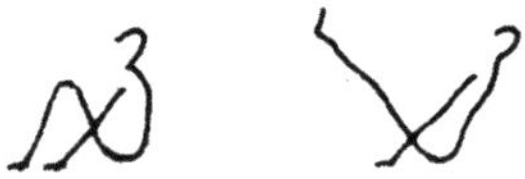

Effets: Développe notre force de volonté et de résistance ainsi que notre endurance et notre esprit de décision.

49. *Vakrâsana - variante*

Assis, les jambes très écartées. Inspire profondément, lève les bras au-dessus de la tête et serre les paumes. En expirant, tourne le corps lentement à droite. En inspirant reviens à la position de départ et en expirant, tourne le corps à gauche. En inspirant, reviens à la position de départ. Repos, les mains sur les genoux. 3 x

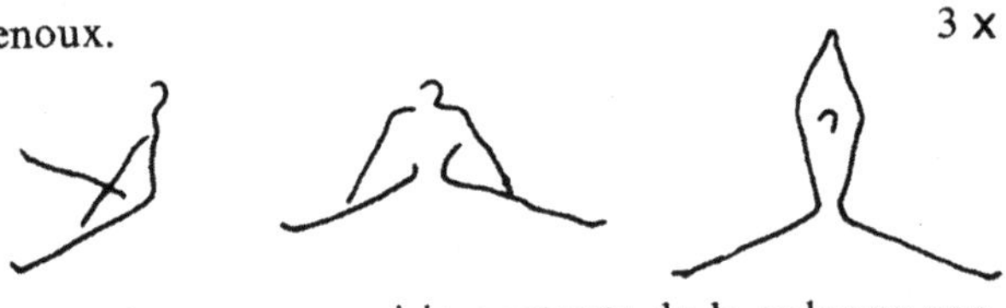

Effets: Les centres nerveux si importants de la colonne vertébrale sont remplis de force nouvelle faisant ainsi disparaître fatigue et nervosité.

50. *Viparîta-karanî* - variante

Couché sur le dos, lève les jambes et soutiens les hanches avec les mains. Respire régulièrement. Change la position en allant vers l'arrière de manière à ce que tu reposes presque exclusivement sur les épaules. Puis, viens avec les mains sur les genoux, garde la position une minute. Repos ensuite sur le dos en respirant calmement. 3 x

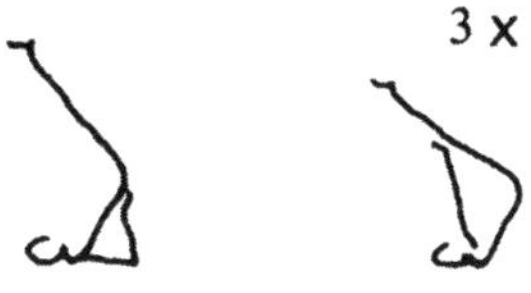

Effets : La thyroïde est revitalisée et calmée. Les cellules nerveuses du cerveau sont rechargées. Excellent contre les varices.

51. *Vrksâsana*

Debout, pose le pied gauche sur la cuisse ou le genou droit. Lève les bras au-dessus de la tête, paumes serrées. Respire régulièrement. Change de jambe après 30 secondes. 3 x

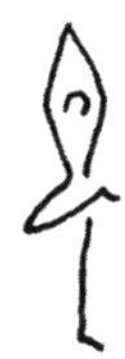

Effets : Excellent exercice pour l'équilibre psychique et physique, nécessaire au développement de la concentration.

52. *Vibhatka-janusirâsana*

Voir la description de l'exercice N° 18 : Hasta-padâsana

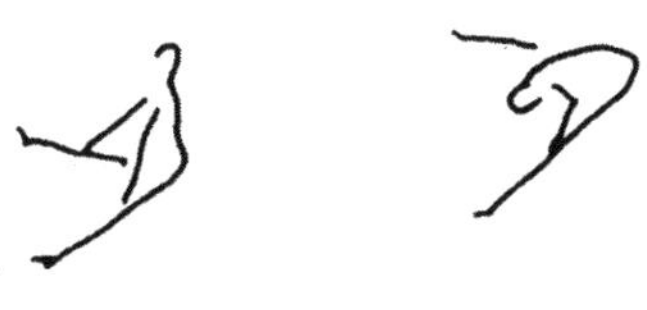

53. *Vriksâsana* - Posture de l'arbre

Assieds-toi sur les talons, paumes sur le sol, près des genoux. Pose la tête sur un coussin devant toi et tends les genoux. Lève les jambes, l'une après l'autre, jusqu'à la position de l'arbre. Respire régulièrement. Garde la position 30 secondes. Abaisse le corps et repose-toi, front sur les deux poings superposés. 3 x

Cet exercice est déconseillé à tous ceux qui souffrent de la colonne vertébrale.

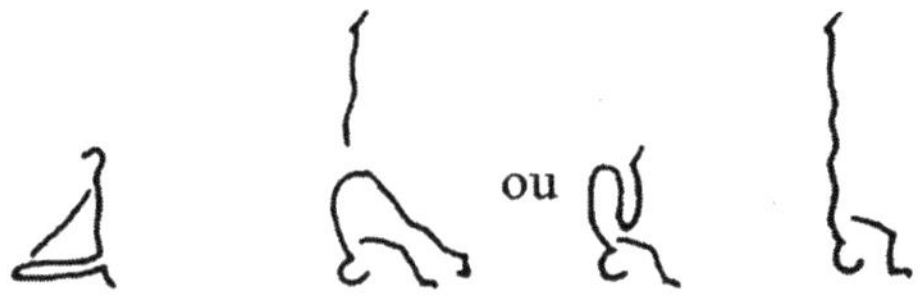

Effets : Très bon exercice pour renforcer la colonne vertébrale. Régénère le cerveau. Excellent pour l'équilibre psychique et physique.

54. *Yastikâsana* 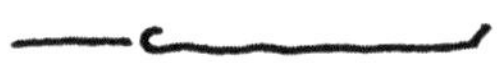

Couché sur le dos, inspire profondément en levant les bras par-dessus la tête, jusque sur le sol. En retenant le souffle, étire-toi du bout des doigts jusqu'aux orteils, aussi loin que possible. Garde la position 10 à 20 secondes, puis, en expirant, abaisse les bras le long du corps et repos. 3 x

Effets : Excellent pour tous ceux qui souffrent de la colonne. Pendant l'exercice, chaque vertèbre est étirée et libérée. A conseiller chaque jour à tous ceux qui exercent une profession assise.

55. *Yoga-mudra* - Poings contre le ventre

Assis sur les talons, inspire profondément. En expirant, presse fortement les poings contre le ventre tout en te penchant en avant jusqu'à ce que le front touche le sol. Garde la position 10 secondes. En inspirant, relève-toi. Expire en posant les mains sur les genoux. 3 x

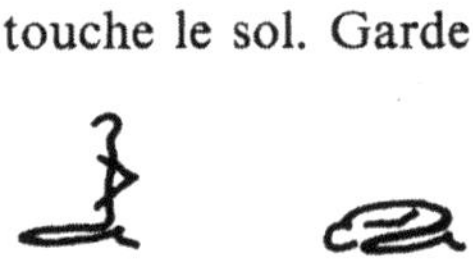

Effets : La pression exercée sur le ventre chasse le sang des organes. En relevant le corps, la circulation stimulée revitalise tous les organes abdominaux.

56. *Yoga-mudra* - variante

Pareil à l'exercice précédent. Toutefois, les bras sont levés à la verticale derrière le corps, mains croisées.

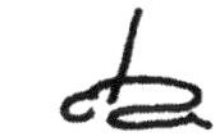

3 x

57. *Yoga-mudra - variante*

Assis sur les talons, inspire en ne remplissant que la moitié des poumons. Retiens le souffle et penche-toi en avant jusque sur le sol. Garde les mains croisées derrière le dos. Après 10 secondes, relève-toi, puis expire. 3 x

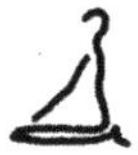

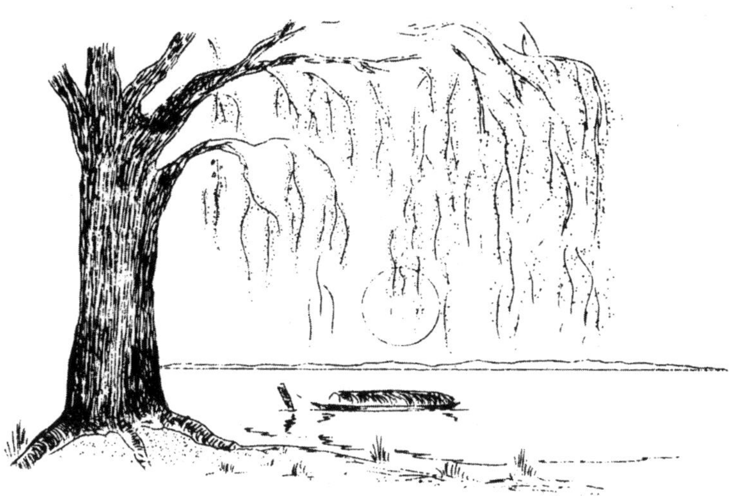

Citations de grands maîtres
Pensées et poèmes de l'auteur

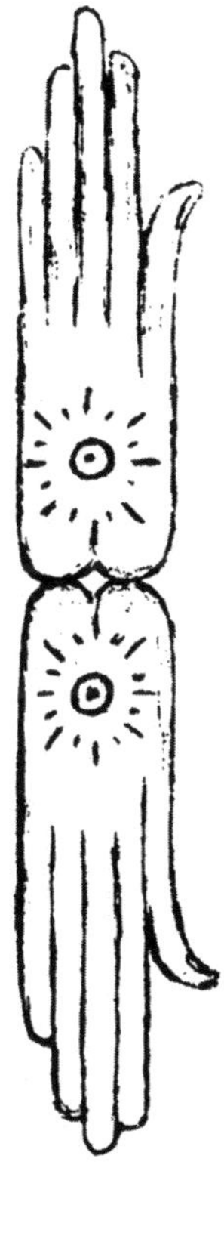

Moines! Il existe quatre vérités éternelles (arya staya): la souffrance, la cause de la souffrance, la suppression de la cause de la souffrance et le chemin qui conduit de la souffrance, vers la libération. Ce sont là les quatre vérités éternelles.

Bouddha

L'élève: Je tiens à mon individualité, aussi futile que cela puisse paraître. Je ne veux pas être absorbé par cette unité éternelle. Cette seule pensée me fait frémir.

Vivekananda: Un jour, une goutte d'eau tomba dans l'océan et se mit à pleurer et à se plaindre comme tu le fais maintenant. L'océan géant se moqua de la goutte minuscule. « Pourquoi pleures-tu » demanda-t-il « tu t'es fondue en moi, tu es devenue une avec tes frères et sœurs, les autres gouttes d'eau qui me composent. Tu deviens donc toi-même l'océan. Si tu veux me quitter, élève-toi dans un rayon de soleil, tout en haut vers les nuages. Tu pourras alors retomber, petite goutte d'eau, bénédiction pour la terre assoiffée. »

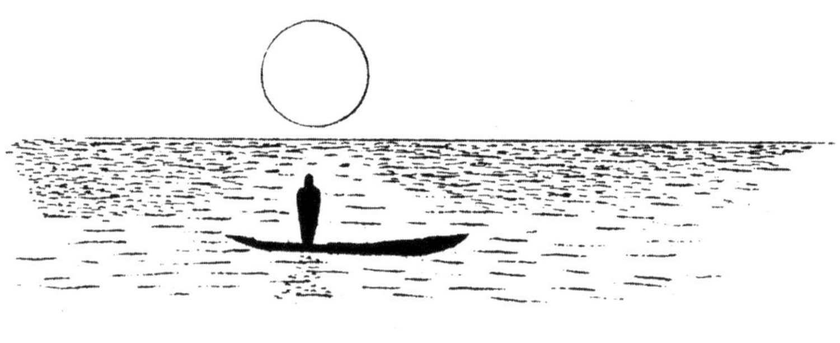

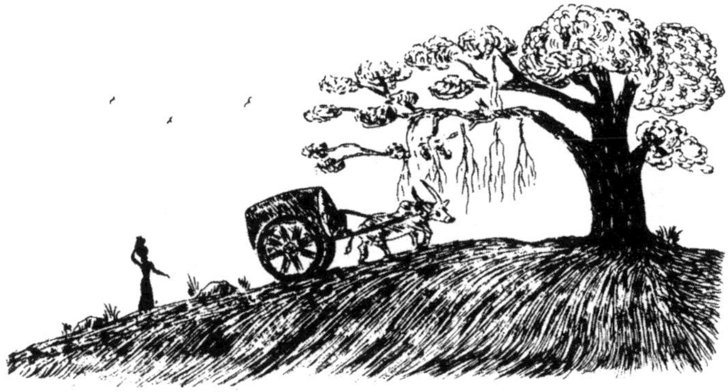

Ne juge pas le monde. Divinise-le par tes actes, purifie-le par tes paroles et magnifie-le par ta présence. S. Y.

Le travail est aussi une forme de méditation. Que fait-on lorsqu'on travaille? On reste dans un état d'unité et de concentration dans le cœur. Agir réellement et travailler ne sont qu'une expression extérieure de cet état. La méditation nous aide à travailler d'une manière plus concentrée. Et travailler ainsi nous conduit au succès. Mais lorsque les forces se dispersent, le travail ne peut être fructueux. S. Y.

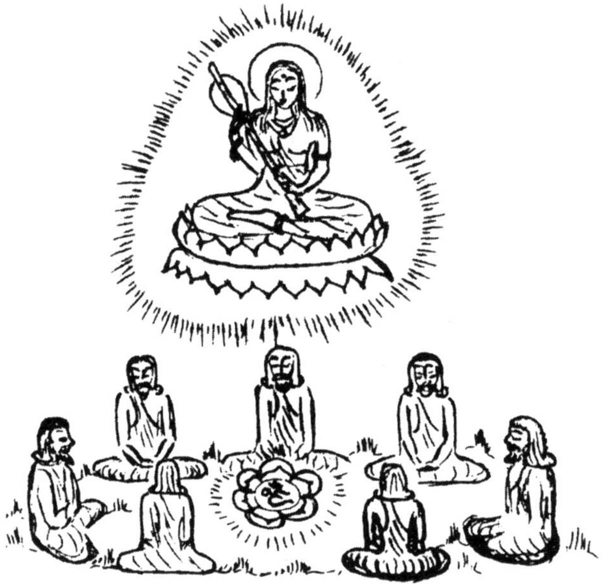

La révélation des Védas

Lakshmana dit une fois à son frère divin: « N'est-il pas étrange, ô Rama, qu'un initié (Jnanin) comme Vasishta, pleure la perte de ses fils et en soit inconsolable? »
Rama répondit: « D'accord, mon frère! Pense cependant que celui qui possède la connaissance (Jnana) doit également posséder l'ignorance (Ajnana); que celui qui connaît l'unité doit également connaître la pluralité; que celui qui a conscience de la lumière doit aussi avoir conscience des ténèbres car tous ces extrêmes sont du domaine du manque de connaissance. On ne peut se libérer de la souffrance et de l'ignorance avant de les avoir dépassées toutes deux. »

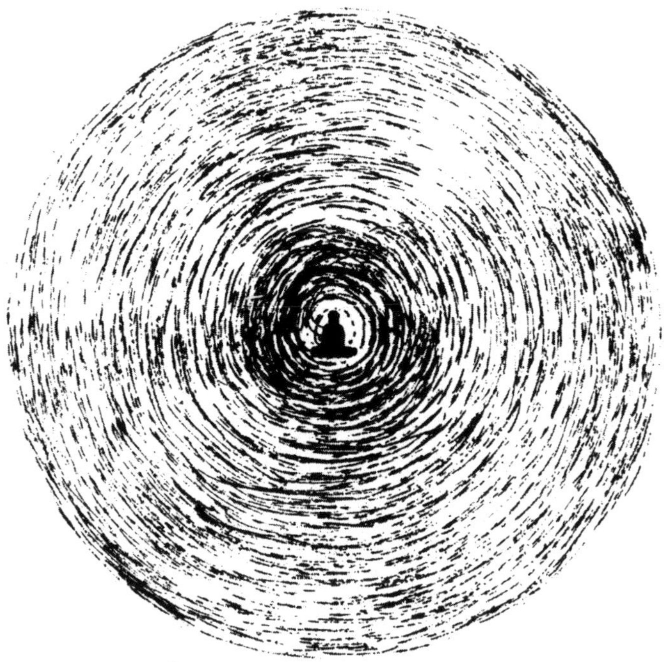

Le disciple: Je ne peux maîtriser ma raison.
Ramakrishna: Comment cela? Il existe un Abhyasayoga, soit le yoga par l'exercice. Exerce-toi régulièrement et tu verras que ta raison te suivra partout où tu la dirigeras. La raison est pareille à une étoffe blanche: elle devient rouge si tu la trempes dans une teinture rouge et bleue si tu la trempes dans une teinture bleue. Elle aura la couleur que tu voudras bien lui donner.

Ramakrishna

Longue est la nuit pour celui qui veille; longue est la distance pour celui qui est fatigué; longue est la vie pour le sot qui ne connaît pas la loi véritable.

Quand le voyageur ne rencontre personne qui lui soit supérieur ou au moins égal, il est préférable qu'il continue seul son voyage. La compagnie d'un sot n'est guère utile.

Le sot conscient de sa sottise fait preuve de sagesse jusqu'à ce point. Mais le sot qui se tient pour sage, est vraiment sot. Le fou est soi-même son plus grand ennemi car il commet de mauvaises actions qui ne lui apportent que d'amères conséquences.

Un acte est mauvais lorsqu'on s'en repent et que, dans les larmes, on en accepte les conséquences. Mais un acte est bon lorsqu'on ne le regrette pas et que, dans la joie, on en supporte les conséquences.

Bouddha

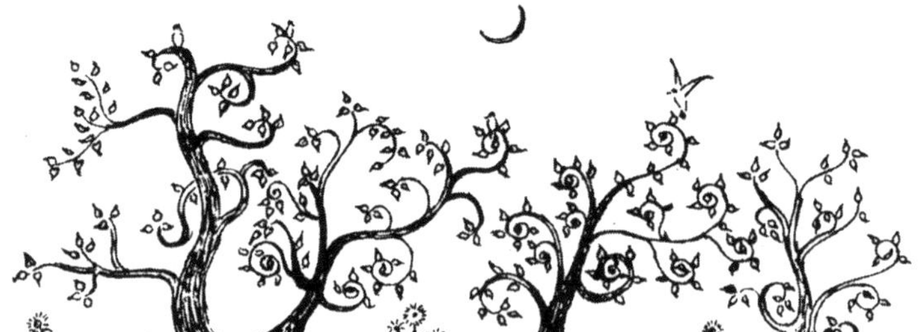

Il est vrai, Simba, que je dénonce des faits, mais seulement ceux qui en pensées, en paroles ou en actions conduisent au mal. Il est vrai, Simba, que je prêche la destruction, mais seulement la destruction de l'orgueil, de la convoitise, des mauvaises pensées et de l'ignorance, mais jamais celle du pardon, de l'amour, de la compassion et de la vérité.

Bouddha

Jouis des plaisirs qui te sont accordés, et supporte la souffrance qui est ton lot; vois venir avec calme ce que le temps t'apporte comme le paysan attend la maturité des fruits.

Mahabharatam

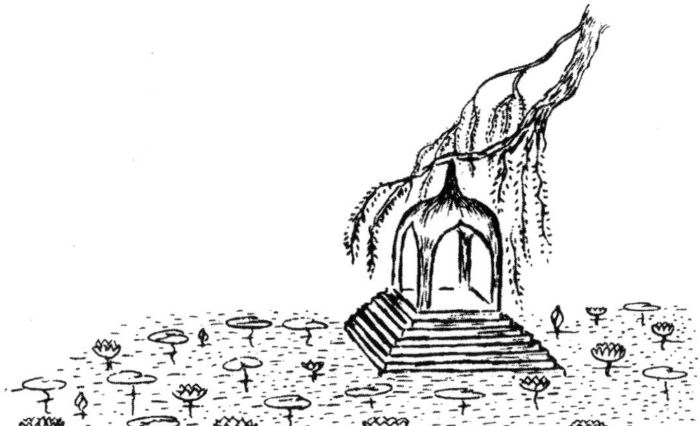

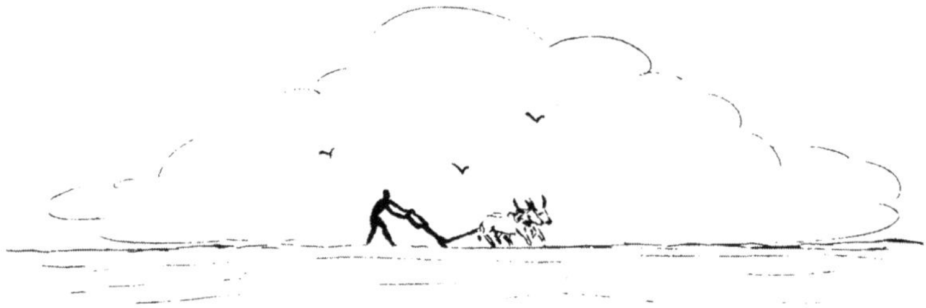

Question: Comment devons-nous vivre dans le monde?
Réponse: Remplis tous tes devoirs mais vis en Dieu. Vis avec tous — enfants, père, mère. Traîte-les comme tes proches, mais sache bien qu'ils ne t'appartiennent pas.
Ramakrishna

Le sot se tourmente lorsqu'il pense: « Mes fils m'appartiennent, ces richesses m'appartiennent. » Il ne s'appartient pas lui-même. Comment alors ses fils pourraient-ils lui appartenir?
Bouddha

Mon corps est mon véhicule, mes cinq sens sont mes chevaux et mon raisonnement les rênes mais JE SUIS LE CONDUCTEUR.
Bhagavad Gîtâ

Celui qui croit: « Je suis le corps » reste aussi ignorant que celui qui croit: « Ce corps m'appartient » — comme s'il considérait sien un vase vide.

« JE suis en vérité esprit, sans distinction, immuable et, par sa nature même, la seule réalité, la connaissance et le bonheur suprême. Donc je ne suis pas le corps soumis à de constants changements ». C'est ce que les Sages nomment connaissance.

« JE suis immuable, sans faute, sans forme, ne me décomposant pas. Je ne suis donc pas le corps qui est irréel ». C'est ce que les Sages nomment connaissance.

« JE suis sans maladie, sans apparence, sans extrême et pénétrant tout. Donc, je ne suis pas le corps qui est irréel. » C'est ce que les Sages nomment connaissance.

« JE suis immaculé, sans mouvement, sans fin, pur, jamais touché par l'âge ni la mort. Je ne suis donc pas le corps qui est irréel ». C'est ce que les Sages nomment connaissance.

Sankaracharya

JE SUIS LE CHEMIN, LA VÉRITÉ ET LA VIE, nul ne vient au Père que par moi. Jean: 14/6

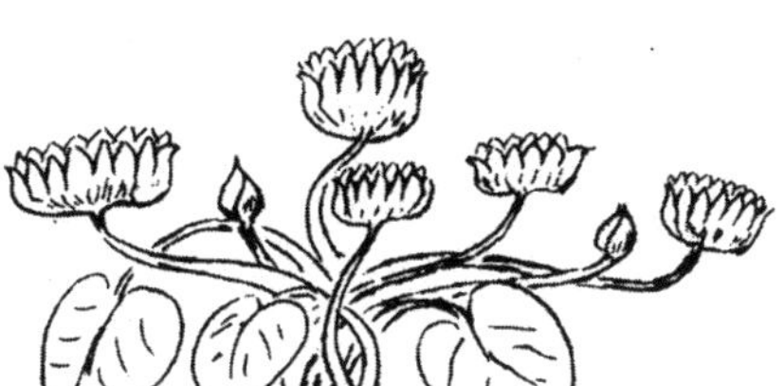

Le Moi est indivisible, il n'y en a pas deux. Mais le corps est fait de plusieurs parties. Pourtant, on identifie l'un à l'autre. Est-il de plus grande ignorance?

Le Moi est souverain et objectif. Le corps est soumis et subjectif. Pourtant, on identifie l'un à l'autre. Est-il de plus grande ignorance?

Par sa nature, le Moi est connaissance et pureté. Le corps est chair et impureté. Pourtant on identifie l'un à l'autre. Est-il de plus grande ignorance? Sankaracharya

Tout ce qui est créé doit disparaître. Celui qui le sait est indifférent à la souffrance. C'est le chemin de la pureté. Tout ce qui est créé est soumis au chagrin et à la souffrance. Celui qui le sait est indifférent à la souffrance. C'est le chemin de la pureté. Bouddha

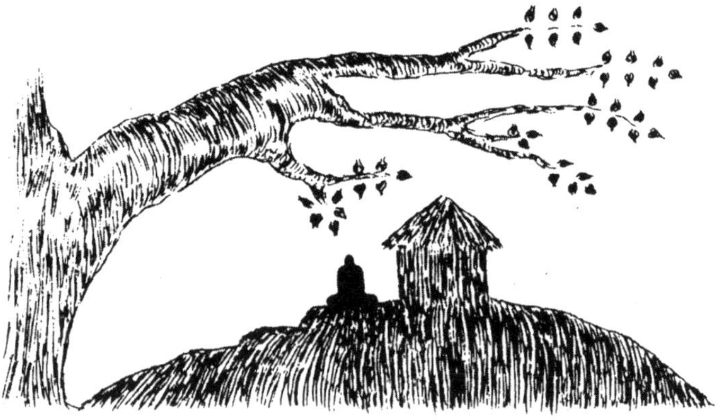

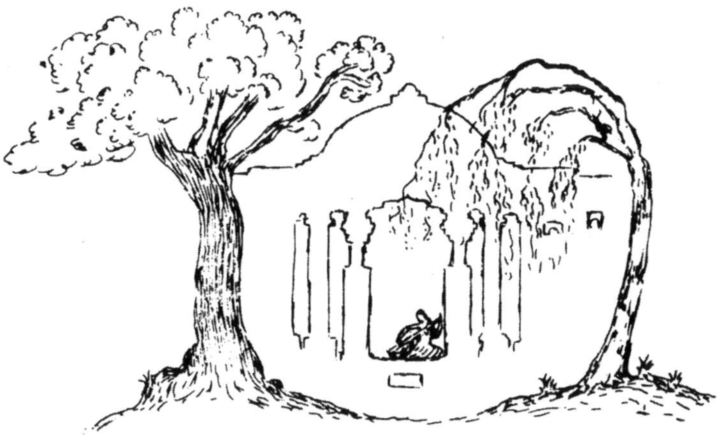

La seule possibilité d'atteindre le but est de nous dire, ainsi qu'à tous les autres, que nous sommes divins. Par la répétition de cette vérité, nous devenons forts. Celui qui a d'abord trébuché devient de plus en plus fort; la voix enfle jusqu'à ce que la vérité de notre cœur domine, coure dans nos veines et pénètre notre corps. L'illusion disparaîtra au profit de la lumière, le fardeau de l'ignorance s'allègera. Puis le temps viendra où tout autre chose aura disparu et le soleil seul brillera.

Vivekananda

La vie n'est qu'un pont; n'y construis pas ta maison.
Proverbe chinois

La vengeance ne satisfait que pendant un jour. L'indulgence apporte une récompense éternelle. Tiruvalluvar

Lève la tête car chacun de vous porte Dieu en soi. Sois-en digne et sois fier. Védanta

Pareil à l'homme qui jette un habit usé pour en mettre un neuf, l'esprit qui habite le corps se débarrassera une fois de ce corps usé pour en revêtir un neuf. Bhagavad Gîtâ

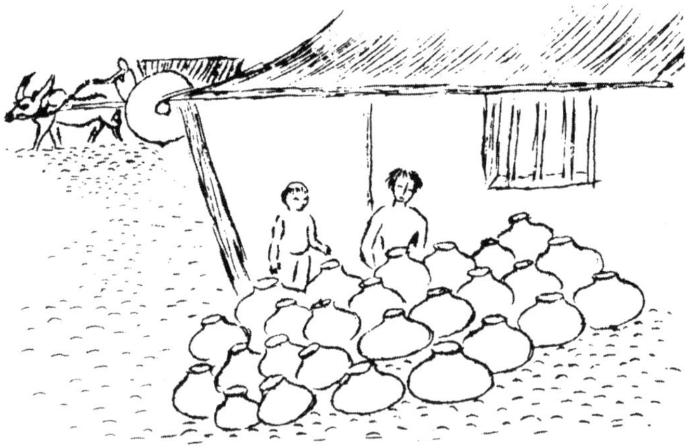

Il faut se laver pour garder un corps propre; un homme sale ne deviendra jamais un yogin. Mais un nettoyage intérieur est aussi nécessaire. La pureté intérieure est évidemment plus importante que la propreté extérieure mais toutes deux sont nécessaires car une pureté extérieure sans une pureté intérieure ne sert de rien. Vivekananda

Le Hatha-Yoga n'est pas le but final. Le Hatha-Yoga nous rend conscient du fait que le corps, avec ses qualités inestimables, est tout ce que nous possédons dans cette vie; car nous arrivons au monde nus et nous en repartons nus. C'est pourquoi nous devons pouvoir exiger le maximum de notre corps. Plus nous nous efforçons à développer les qualités parfaites de notre corps et plus rapide est notre développement spirituel: facultés de concentration, mémoire, force de volonté et esprit de décision. Les bienfaits du Hatha-Yoga sont triples: santé, bien-être et longue vie. S. Y.

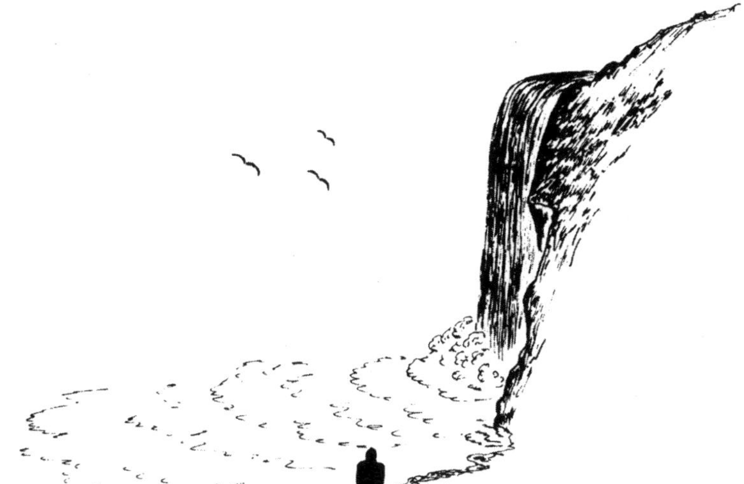

Lorsque Rama reçut l'initiation de son Guru, il décida de se retirer du monde. Son père Dasaratha délégua le Sage Vasishta auprès de son fils afin de l'instruire. Vasishta trouva Rama plongé dans une profonde indifférence. « Rama, dit-il, viens et parlons. Tu quitteras le monde ensuite. Je te demande: Ce monde est-il différent de Dieu? Si oui, tu es libre d'y renoncer. » Tout en méditant ces mots, le prince reconnut que Dieu se manifestait aussi bien dans le monde manifesté que dans le Moi non-manifesté et que tout repose dans Son ÊTRE. Rama se tut donc.

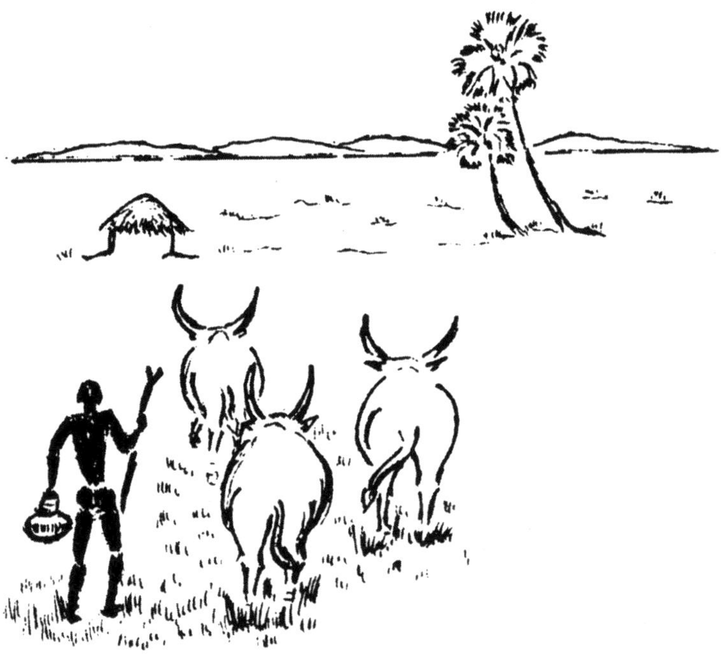

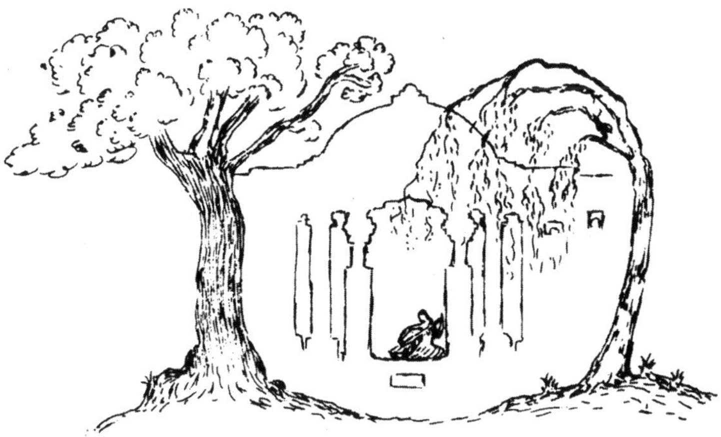

La seule possibilité d'atteindre le but est de nous dire, ainsi qu'à tous les autres, que nous sommes divins. Par la répétition de cette vérité, nous devenons forts. Celui qui a d'abord trébuché devient de plus en plus fort; la voix enfle jusqu'à ce que la vérité de notre cœur domine, coure dans nos veines et pénètre notre corps. L'illusion disparaîtra au profit de la lumière, le fardeau de l'ignorance s'allègera. Puis le temps viendra où tout autre chose aura disparu et le soleil seul brillera. Vivekananda